政治とワクチン

いつまで騙されるのか？

医師・長尾和宏

ブックマン社

ブックデザイン　秋吉あきら

群衆は、もっぱら破壊的な力をもって、あたかも衰弱した肉体や死骸の分解を早めるあの黴菌のように作用する。文明の屋台骨が蝕まれるとき、群衆がそれを倒してしまう。群衆の役割が現われてくるのは、そのときである。かくて一時は、多数者の盲目的な力が、歴史を動かす唯一の哲理となるのである。

ギュスターヴ・ル・ボン『群衆心理』より

「政治とワクチン」

本書は、2020年11月より2023年半ばまでの、長尾和宏の有料メルマガ（まぐまぐ！）「痛くない死に方」に寄せられた質問と長尾の回答から、主に日本政府のコロナ対策及び、ワクチン接種に関するトピックを時系列にまとめたものである。

さらに本書を編集するにあたり、同期間におけるコロナ関連、主にコロナワクチン関連の国内外の出来事を月毎にまとめた。今となっては驚くべき報道、これが21世紀の民主主義国家の政府の言葉なのか？　と首を傾げる報道も多くある。

ネットニュースは、すぐに削除することができる。3年後には跡形もなく消されている都合の悪い事項もあるはずだ。しかし書籍は、百年経っても消えない。読者の皆さんの次の世代にまで残すことができる。後からなら、なんとでも言える。しかし、事が終わった後にいくら詳細な検証をしても、失われた命は戻らない。大切なことはリアルタイムで何を考え、何をしたのか、だ。論より証拠、行動がすべてだと僕は常々思っている。

そしてこの3年半あまり、政府は何を間違え、何処を向いていたのか。国民は何を信じ、何に騙され、何を失ったのか。それを見つめた一人の町医者は、何を感じ、何に怒り、何に負けたのか。

その答えは読者のお一人お一人に委ねたい。そしてこの本を、次の世代にも残してほしい。

——著者

目次

本書は、長尾和宏が毎週配信しているメルマガ〈まぐまぐ！長尾和宏の 痛くない死に方〉内で、読者の質問に回答した内容から抜粋、編集したものです。

２０２０年11月の出来事

11月9日　新型コロナウイルスのワクチンを開発中のアメリカの製薬大手ファイザーとドイツのビオンテック（BioNTech）は9日、治験の予備解析の結果、開発中のワクチンが90％以上の人の感染を防ぐことができることがわかったと発表した。

ファイザーとビオンテックは、「科学と人類にとって素晴らしい日になった」と説明した。このワクチンはこれまでに6ヵ国4万3500人を対象に臨床試験が行われてきたが、安全上の懸念は出ていなかった。両社は今月末にも、このワクチンの認可取得に向け、規制当局の緊急審査に申請する計画だという。

11月10日　アメリカのトランプ政権が脱退を通知していたWHO（世界保健機関）のテドロス事務局長は、大統領選挙で脱退を撤回すると表明していた民主党のバイデン前副大統領が勝利を宣言したことを受けて、「緊密に連携していくことを楽しみにしている」と述べ、今後の協力に期待を示した。WHOをめぐっては、トランプ大統領は「中国寄りだ」との批判を繰り返し、2020年7月、脱退を正式に通知していたが、バイデン氏は選挙で政権を奪還すれば、就任後すぐに脱退を撤回すると表明していた。
テドロス事務局長は、「パンデミックを終わらせ、世界の多くの課題の根源に横たわる不平等を解決するため、リーダーシップを再構築し、お互いの信頼関係を築かなければならない」と述べ、これまでWHOと距離をとってきたアメリカを念頭に、加盟国の結束を呼びかけた。

11月12日 EU（ヨーロッパ連合）は、ファイザーなどが開発している新型コロナウイルスのワクチンを最大で3億回分購入することで合意した。ファイザーは2020年内に5000万回分、来年には最大13億回分を生産できるとしていて、日本政府も2021年6月末までに、6000万人分の供給を受けることで基本合意している。

11月17日 アメリカの製薬大手モデルナは、開発中の新型コロナウイルスのワクチンについて、「94・6％の有効性がある」とする暫定的な結果を発表。効果の割合は今後、臨床試験が進むにつれて変わる可能性があるとした。

11月18日 ファイザーが、開発中のコロナワクチンの有効性は95％と発表。アメリカFDA（食品医薬品局）に緊急使用許可申請した。

2020年11月の質問

Q

ワクチンを打てば、人間はコロナを克服できるのですか？

コロナワクチンについての質問です。私の周囲では皆、「早くワクチンを打ちたい」というような空気で、「ワクチンが打てるようになればコロナは怖くない、人間はコロナを克服できる！」と思っているようですが、本当にそうでしょうか。ワクチンが普及すれば、コロナで死ぬことはなくなりますか？　でも私は、副作用がわからないものを打つのがとても怖いです。そして、長尾先生は、コロナワクチンを打ちますか？　また、国の命令で、もしもどうしても打たなければいけないとしたら、「ファイザー」と「モデルナ」のどちらのワクチンをおすすめしますか？

長尾の回答 A

僕はそもそも新型コロナワクチンにまったく期待していません。

それどころか、現行のインフルエンザワクチンにさえかなり懐疑《かいぎ》的です。今まで自分では一度もワクチンを打ったことがありません。理由は単純。理屈を信用していないからです。しかし一度もインフルエンザに感染したことはありません。もしかしたら感染していたのかもしれませんが、その場でパッと飲む葛根湯《かっこんとう》で治っていたのかもしれません。またば、毎年、たくさんのインフルエンザ患者さんの咳を浴びてきた結果、「抗体」のようなものを獲得しているのかもしれませんし、自然免疫が鍛錬《たんれん》されているのかもしれません。

しかし星の数ほどあるウイルス全部にワクチンができるわけではありません。

もし風邪のワクチンができたらノーベル賞ものだと言われてきました。

ノロウイルスにもワクチンはできません。ワクチンができないのが当たり前で、できることのほうが奇跡的なのです。

新型コロナウイルスは、「けったいなウイルス」です。「けったいな町医者」の僕が言うのだからほんま、けったい。何がけったいかと言えば、一筋縄ではいかず、さまざまな行動を取るウイルスだから。「やっかいなウイルス」とも言えるでしょうね。呼吸器、中枢神経、味覚や聴覚神経、心筋、血液凝固系、免疫系を揺さぶるなど、まさに多様な活動をします。

そんな老獪《ろうかい》なウイルスに対して、そう容易にワクチンができるとは、私には想像できません。「90％に効果あり」と言われても……一体、何に対する効果なのか？　サッパリわかりません。

エビデンスとして、いくらでも作為的なデータが取れるのは、あなたもご存じでしょう？

また、人種差はどうなのか、という基本的な命題があります。そして、それよりも怖いのは副反応、副作用です。ファイザー社やモデルナ社も採用している、スパイクタンパクを作るｍＲＮＡを注射して抗体を作るという発想自体が、僕にしてみればとても怖いことです。予想できない副反応が起こるでしょう。またアストラゼネカ社のベクターワクチンも想像ができません。

今から10年以上前、遺伝子治療がもてはやされた時代がありました。その後、iPS細胞の話題に隠れてしまいました。そのとき、遺伝子にベクター（運び屋）をつけて注射（治験）をしたのですが、ベクターによる副作用があり、その後、実用化されたという話を聞きません。ベクターとしてウイルスを使うことが多いそうですが。

こんなことを書けば笑われるかもしれませんが、新型コロナワクチン接種で、人類滅亡の危機に陥らないかと心配しています。**加藤勝信官房長官は「俺は打たねえよ」と発言したと、『週刊新潮』に書かれていましたが……もし事実だとすれば、まさに国民への裏切り行為です。**

現在のワクチン開発報道はすべて、来年に開催予定の東京オリンピックとワクチン会社の株価操作のためであるのではないか。

結論として、**私は新型コロナウイルスよりも新型コロナワクチンのほうが1000倍怖いと思っています。**このメルマガだけの話に留めてください。僕もまだ消されたくないから……。

2020年12月の出来事

12月3日 大阪府は新型コロナウイルス対策本部会議を開き、吉村洋文知事が府の独自基準「大阪モデル」で非常事態を呼び掛ける「赤信号」を点灯させると表明。府民に対して、15日までの間、できる限り不要不急の外出を自粛するよう求めた。

12月5日 WHOのテドロス事務局長は、イギリスでファイザーとビオンテックが開発した新型コロナウイルスのワクチンが承認されたことを歓迎する一方で、「パンデミックがこれで終わりだという認識が広がっていることを懸念している」と述べ、ワクチンの開発が進むなか、感染対策に緩みが出ることに不満を示した。

12月8日 政府は、新型コロナウイルスの感染拡大に対応するための追加経済対策を決定。事業規模は73・6兆円で、このうち国・地方の歳出は32・3兆円とする。医療機関向けの「緊急包括支援交付金」の増額も盛り込んだ。

12月11日 厚労省はイギリスの製薬大手アストラゼネカが開発を進めている新型コロナウイルスのワクチンについて、開発に成功した場合、来年（2021年）1月以降に供給を受ける契約を正式に結んだと明らかにした。

12月14日 一年の世相を漢字ひと文字で表す「今年の漢字」が京都の清水寺で発表され、「密」の文字が選ばれた。

12月16日 新型コロナウイルスのワクチンを人に投与して、安全性などを確かめる臨床試験を開始したと国内製薬大手の塩野義製薬が発表。国産のワクチンで臨床試験が始まるのは2社目。臨床試験では開発中のワクチンか、ワクチンに似せた偽薬のどちらかを3週間の間隔をあけて2回投与し、1年間にわたって追跡して評価する。塩野義製薬が開発中のワクチンは「遺伝子組み換えタンパクワクチン」と呼ばれるタイプで、ウイルスの表面にあるタンパク質を遺伝子組み換え技術を使って人工的に作り出して投与することで、体内でウイルスを攻撃する抗体を作り出す仕組み。

12月30日 小池百合子東京都知事は臨時会見で、「かつてない大きさの第3波が襲いかかってきている。いつ感染爆発が起きても、誰が感染してもおかしくない」と危機感を表明。年末年始はステイホームを徹底し、忘年会や新年会、会食などを控えるよう訴えた。

Q 2020年12月の質問

最初はコロナ優等生だったはずの日本。なぜ失敗したの？

長尾先生をはじめ、医療従事者の皆さま方においては、2020年は大変な一年だったと想像しております。本当にご苦労さまでした。一旦は収束したかに見えたコロナが、ここにきてまた感染者、重症者を増やしていて、アジアにおいて日本は優秀な対応ではなかった、というのがマスコミの意見のようです。

一体、日本の何がいけなかったのでしょうか？　この2020年を振り返り、我が国のコロナ対策10の失敗を（10もないですかね……）教えてはいただけないでしょうか？

長尾の回答

コロナ禍はまだ現在進行形ですし、僕の見解が正しいかどうかは、後世の人が判断することなので、**「10の失敗」ではなく、「10の間違い」とさせていただきます。それでも最低10個もありますから、**時系列で、箇条書きで述べさせていただきます。

1　2020年1月末にコロナを感染症法の2類（相当）感染症に指定したこと

「2類相当」と言いながら、実質は「1類扱い」、つまりエボラ出血熱と同じ扱いにした。これが「コロナ＝死の病気」というイメージを強烈に市民に植えつけました。これが現在まで続き、混乱の元凶になったままです。洗脳です。

2　「感染船」を「培養船」にしたこと

感染者を残して非感染者を下船させるべきところ、ダイヤモンド・プリンセスでは真逆の対応をした。結果、多数の船内感染を引き起こし13名が亡くなりました。人災です。取るべき処置は本当は逆で、非感染者から下船させるべきでした。このあたりから、政府の無能ぶりが明らかになりました。また「無症状陽性者」が多くいることがわかったのに、この事実をその後の戦略に活かせていないことは残念です。

3　欧米の死者の映像をテレビで流したこと

日本では、欧米とは新型コロナの重症者数・死者数が2桁も違います。ならば、その怖れ方も100分の1でいいのではないでしょうか。しかし、メディアは連日欧米の映像を流し、日本もまもなく欧米のような悲惨な状況になるという錯覚を国民に与えました。これにより、高齢者はステイホーム症候群だらけになり、現在進行形で死亡者を増やしています。

4　ワイドショーが煽《あお》り報道をやめないこと

視聴率狙いの煽り報道にこそ「規制」が必要です。高齢者はテレビ報道に素直に従います。安易なワクチン報道も同様です。今からでも遅くはありません、国家権力でやめさせてほしい。

5　第1波・第2波に学ばなかったこと

第1波ですでに死亡者数は欧米より2桁低いことがわかりました。その時点で戦略を大きく変えるべきでした。なんでも隔離すればいいのではなく、重症化予防と早期治療を優先すべきです。新型コロナの診療をかかりつけ医に降ろすべきでした。しかし、未だにそれができていません。確固たる戦略がないために多くの命が失われています。現代のガダルカナル島です。

6　PCR検査に関する政府のスタンスを明確にしていないこと

PCR原理主義の人を容認するとしても、「やるならやる」「やらないならやらない」と、検査の意義を明確にしないまま現在に至っています。その結果、自費PCR検査の値段は1980円〜5万円と、およそ25倍もの格差ができています。検査難民も生み出しました。これだけの混乱を放置している神経が僕には信じられません。

7　タバコが一番のリスクであることを隠蔽《いんぺい》していること

喫煙が、コロナ感染と重症化の最大のリスクです。医療現場の人間はみんな知っています。

発熱外来の患者の半数は喫煙者です。しかしＪＴは、財務省をはじめ官僚たちのオイシイ天下り先です。日本の政治は、タバコ利権が強すぎです。新幹線に喫煙ルームをわざわざ設けている国なんて、他にあるのでしょうか。だから為政者は、この重大かつ単純明快な事実を隠蔽しています。その罪は極めて重いと思います。

8　「地域包括ケアで対応」という思考回路がないこと

コロナはほぼ高齢者問題です。認知症や介護施設の感染者はどこで診るのですか？　実はコロナ対策の主役は、感染症専門医ではなくケアマネや介護職であり、在宅医なんですよ。２００万人以上の貴重なマンパワーを戦力にしないどころか、犠牲者にしてしまった政治の無策。在宅や施設という視点が完全に欠如している現状は、クレイジーとしか表現できません。コロナ対策に未だ「地域包括ケアで対応」という概念が登場しないことは、無能無策そのものです。

9　コロナを「感染症ムラ」の利権にしたこと

「コロナは未知の感染症だから」という理屈は、つまりは専門家でもわからないということです。それなのに政府はコロナ対策委員会に現場の人間を入れません。町医者だってたくさんのコロナを診ているのです。なのに「コロナは感染症専門家しかわからない」というのは嘘八百です。市中感染であるコロナを、一部の専門家しか扱えないシステムにしたままである「感染症ムラ」の罪は重い。コロナ利権を優先している政府や専門家集団はA級戦犯です。

10 「2類指定のやめどき」を知らないこと

コロナがどんなウイルスかわからなかった1年前は、仕方がなかったでしょう。しかし、1年経過したら5類に下げるべきでした。たったこれだけの政治判断で、何十万人もの命が救われます(コロナで失われた日本人の命は現時点で約3000人です)。しかし2022年1月末まで「2類指定」が延長されるとのこと。この報道に接したとき、卒倒しそうになりました。「やめどき」を知らないにも程があります。失業、うつ、自殺……救えるはずの何十万人もの命があるのに、それを救えない現状は、医師として本当に辛いことです。

2021年1月の出来事

1月2日 新型コロナワクチンをめぐり、政府は、欧米の製薬会社2社と、合わせて2億9000万回分の供給を受ける契約などを結んだ。このうちファイザーは2020年12月、厚労省に承認申請をしている。ワクチンを感染防止と経済対策を両立させる「感染対策の決め手」と位置づけ、最優先で審査を進めることにしていて、早ければ2月中にも承認するかどうか結論が出る見通し。これを見据え政府は、2月下旬をめどに医療従事者、3月下旬をめどに高齢者、その後、基礎疾患のある人などを接種の優先対象とするとした。

1月7日 アメリカのハーバード大学などの専門家は、ファイザーなどが開発したワクチンについて、およそ200万人が接種した段階で、激しいアレルギー反応「アナフィラキシー」の症状を示す割合はおよそ10万人に1人だとする総説を「ニューイングランド・ジャーナル・オブ・メディシン」に掲載した。

1月9日 ファイザーは、今回開発した新型コロナワクチンについて、イギリスと南アフリカで見つかった変異したウイルスに対しても効果があることを示す実験結果が得られたと発表。

1月10日　新型コロナワクチンで唯一、国内で承認申請が行われているファイザーのワクチンについて厚労省が承認する場合、接種対象を当面、16歳以上とする方向で検討していることがわかった。

1月10日　イギリスのエリザベス女王夫妻がコロナワクチンの接種を受けたと発表した。接種はロンドン郊外のウィンザー城で行われ、女王自身が公表を決めたとのこと。

1月15日　ローマ・カトリック教会のフランシスコ教皇がコロナワクチンの接種を受け、「接種は倫理的な行為だ」として接種を呼びかけた。

1月22日　コロナ感染したあと自宅療養をしていた東京都内の30代女性が自殺。「自分のせいで周りに迷惑をかけて申し訳ない」とメモを残していた。

1月27日　モデルナは、2021年6月末までに、アメリカ国内に2億回分のワクチンを供給できるとする見通しを公表。またファイザーも、当初の見通しより早い5月末までに2億回分を供給できると明らかにした。

Q 2021年1月の質問

ワクチンを打てば安心・安全と国は言うけれど……

コロナ禍で長尾先生におかれましては、大変なお正月だったと思います。長尾先生が、コロナワクチンに対して懐疑的であることを知り、少しほっとしました。

しかし、2021年1月7日の菅総理の緊急事態宣言発令への記者会見で、総理は東京オリンピックを引き合いに出して、感染対策を万全にして、安全安心な大会を実現したいと強調し、ワクチンの接種によって「国民の雰囲気も変わってくるのではないか」と言っていて唖然としました。それではまるで、オリンピックを決行するために国民はワクチンを打たなければいけないのか！　というような言い方で、腹が立ったのは私だけでしょうか？　こういうプロパガンダによって、うちの80代の両親は、コロナワクチンを早く打ちたいと言っています。打てば大丈夫だと信じているのです。私が、「まだどんな副作用が出るかわからないから、やめたほうがいいよ」

と言っても聞く耳を持ってくれず、とても心配です。

老いた両親にコロナワクチンを打たせないようにしたいのですが、どのように言えばわかってもらえるでしょうか？

長尾の回答

先月の僕の回答が言葉足らずだったのかもしれません。僕は、ワクチンを打つリスクは、世代によってだいぶ違うと考えているのです。僕が特に副反応を心配しているのは若年層です。それには、僕が子宮頸がん（ＨＰＶ）ワクチン接種の副作用による後遺症（ＨＡＮＳ）を診ているという経緯もあります。彼女たちを診ると、コロナのローリスクである若年層には不要ではないかと思います。

そして僕の今の興味は、医療従事者がどれだけ打つかにあります。

来月（2月）下旬からいよいよワクチン接種が開始されますが、人体実験そのものです。7割以上が受けるのであれば、一般市民も安心して受けることになるのでしょうか。しかし半数程度しか打たないのであれば、疑心暗鬼になる国民も出るでしょう。

医者も、政治家も、嘘をつく人がとても多いということを忘れないでください。

国会議員は、あんなことを言っていて、一体、どれくらいの人が本当に打つのでしょうね。自己申告のアンケートは信用できないと思います。

できれば国会議事堂内で、国会中に、テレビカメラの前で国会議員には打ってもらうべきです。国民に「安心・安全」というからには、最初に政治家から打つべきなんです。まずは「俺は打たねえよ」と言っておられたという噂もある厚労大臣からお願いしたいところですね。

「嘘を大声で、充分に時間を費やして語れば、
人はそれを信じるようになる」

――― アドルフ・ヒトラー

2021年2月の出来事

2月13日 新型コロナ対策の特別措置法などの改正案は参議院本会議で採決が行われ、自民・公明両党や立憲民主党、日本維新の会などの賛成多数で可決・成立。改正法は2月3日に公布され、13日に施行された。以下が具体的な法改正の内容。

1 改正特別措置法

対策の実効性を高めるため、緊急事態宣言のもとで都道府県知事は施設の使用制限を「要請」できることに加え、正当な理由なく応じない事業者などには「命令」ができるようになる。

2 改正感染症法

知事などが感染者に自宅療養や宿泊療養を要請できる規定が新たに設けられた。感染者が宿泊療養などの要請に応じない場合は入院を勧告し、それでも応じない場合や入院先から逃げた場合には、行政罰として「50万円以下の過料」を科す。

また、保健所の調査に対して正当な理由なく虚偽の申告をしたり、調査を拒否したりした場合も行政罰として「30万円以下の過料」を科す。

3　改正検疫法

新型コロナウイルスの水際対策として政府は、海外からの入国者に対し空港での検査結果が陰性でも原則14日間は自宅などでの待機を求めた。

また、感染者が自宅待機などの要請に応じない場合、施設に「停留」させる措置などをとることができ、これに従わない場合には刑事罰として「1年以下の懲役または100万円以下の罰金」を科すという規定が設けられた。

2月19日　田村憲久厚労大臣は衆院予算委員会で、新型コロナワクチン接種により、副反応などで死亡した場合どうなるのか？　という立憲民主党の末松義規議員の質問に対し、国の「予防接種健康被害救済制度」で一時金4420万円が遺族に支払われると答えた。その他、葬祭料として20万9000円も給付される。また、常に介護が必要になるような1級の障害が生じた場合は、18歳以上は本人に対して障害年金505万6800円（年額）を支給。入院せずに在宅の場合は、年額84万4300円の介護加算がされると説明。

Q 2021年2月の質問

コロナ拡大により深刻化を増す「孤独」な人々。もしも孤独担当大臣になったら？

1月28日の参院予算委員会で、国民民主党の伊藤孝恵議員が、新型コロナウイルス感染拡大によって深刻化している「孤独」の問題を取り上げ、イギリスのように「孤独担当大臣」の設置を菅首相に求めました。すると菅首相は、「今の孤独担当は、厚労大臣だ」と思いついたように言い、田村厚労大臣が「えっ？」と驚いた顔をしました。

しかし菅総理は、イギリスの孤独担当大臣の仕事をまったく理解していないと感じました。海外事情を勉強しておらず、厚労大臣が片手間でやればいいと思っていることにがっかりしました。孤独問題は高齢者問題の一つ、ではなくてもはや全世代に蔓延している国民の病だと思います。そこで、『男の孤独死』というご著書もある長尾先生がもしも日本で、「孤独担当大臣」に任命されたとしたら、どんな政策を行うか知りたいと思いました。教えてください。

長尾の回答

超・超高齢化になる日本においてこれは重要な課題です。もしも、僕が孤独担当大臣になったら？　ですか。難問ですね。でも、思いつくままに書いてみましょう。

1　各地に「つどい場」を作る

西宮市にある「つどい場さくらちゃん」をモデルにして孤独な人がフラッと立ち寄れる「つどい場」を公費助成して作ります。可能なら民生委員を「保護司」のような公職として運営の中心になってもらって、地域包括支援センターと協働します。

2　全国各地にある「スナック」を昼間の「つどい場」として活用する

全国に数万軒もある「スナック」は世界中で日本にしかない社会資源です。僕はスナックが大好き。昼間のスナックを独居の人の「つどい場」としてお貸ししてはどうか。もちろん夜の参加オッケーです。

3　小学校の校庭に「つどい場」を作り、子どもと孤独な高齢者が交流する

高齢者が戦争体験や道徳を教えることで、子どもたちが得られるものも多いでしょう。核家族化するなかで失っていたものを、取り戻すことができるでしょう。孤独な高齢者は子どもの教師になりえます。一緒に料理を作ったり、勉強や昔の遊びを教えたりすることで、良い循環が生まれるはずです。共働きの親にとっても大助かりです。

4　つどい場に来ない孤独な高齢者宅を「子ども」が訪問する

医者や保健所の人が来たら怒る独居の高齢者も、さすがに子どもには怒れないでしょう。ひとりでは荷が重いので、三人一組で交流と見守りを行うのはどうでしょうか。

6　独居の人すべてにかかりつけ医を

役所は主治医のいない要介護独居者に「かかりつけ医」を紹介し在宅ケアを提供します。24時間つながる「SOSコール」を設置する。多くは年金生活者なので在宅医療費の自己負担は公費負担（本人はゼロ）とする。そうすることで「コロナ自宅死」のリスクは減らせます。

7　テレビに「おひとりさまチャンネル」を増設、孤独者に特化した番組を一日中流す

フレイル対策の体操番組や、免疫力を上げるお笑い番組、双方向性のお見合い番組、あるいは映画や昭和歌謡などのエンタメ、昭和のお色気映画など、孤独者に特化したコンテンツだけを提供するチャンネルを開設する。もちろん無料、です。玉川徹ファンには申し訳ないですが、コロナの恐怖を煽るワイドショー的な番組は一切流しません。また、双方向のリモコン操作で毎朝の生存確認や発熱のチェック、ＳＯＳコールもできるようにします。

8　孤独死（予防）講座を地域の独居高齢者を公民館などに集めて行う

死ぬときも生まれるときも人間はひとりです。孤独死が悪いわけではありません。しかし孤独死の実態を知ってもらうことは大切だと考えます。拙著『男の孤独死』をテキストにして、僕が出前講演に出かけてもいいです。

コロナ禍は、人間を孤独にしました。今こそ、「孤独とどう付き合うか」というスタンスで議論を深めるべき。コロナ禍の今、こうしたピンチをチャンスに変えられるかどうかが、政治家の腕の見せ所ではないでしょうか。

2021年3月の出来事

3月1日 大阪大学行動経済学の大竹文雄教授らのグループがアンケート調査を行った結果、65歳以上の人では、周りでワクチン接種する人が増えると接種を希望する人が増える傾向があることがわかり、グループは、接種率を高めるためには接種の進捗状況を公開していくことが重要だと発表した。大竹教授は「多くの人が接種しているという情報を受け取ると、自分も接種したいという意欲を持つことがわかった。実際に何人が接種を受けたのか積極的に広報することが、ワクチンの後押しになるのではないか」と話した。

3月1日 厚労省は、医療従事者への先行接種に使用される予定だった新型コロナワクチンについて、保管用の冷凍庫が故障して、最大で1032万回分あまりのワクチンが使用できなくなったと明らかにした。

3月18日 菅総理は総理大臣官邸で記者会見し、首都圏の1都3県に出されている緊急事態宣言について、病床の状況などが安定的に基準を満たしていることから解除を判断したと説明。そのうえで、感染の再拡大を防ぐため、飲食時の感染防止や、安全で迅速なワクチン接種など

5つの柱の対策を進めていく考えを示した。
さらに、ワクチンについて「医療関係者への優先接種は順調に進んでおり、現在は1日8万人の規模で接種が行われている。4月12日からは高齢者への優先接種が始まり、そして6月までに少なくとも1億回分が確保できる見通しだ。医療従事者と高齢者に行き渡る十分な量であり、皆さんに安心して接種いただけるように丁寧な情報発信を行っていく」と述べた。そのうえで、「感染拡大を二度と起こしてはいけないと、今回の宣言解除にあたり、改めてみずからにも言い聞かせている。世界でもまだ闘いは続いているが、1年間でわかったこともある。そして何よりもワクチンという武器がある。一進一退はあっても先には明かりが見えてくる。そうした思いで、私みずからが先頭に立ち、国民の命と暮らしを守り抜く覚悟を持って全力で取り組む」、東京オリンピック・パラリンピックについては、「一つ一つ感染拡大を収束させていく中でバッハ会長が世界のそれぞれの組織委員会に提案して、開催する方向で今しっかり準備を進めているのが実情だ。開催をしっかり応援していきたい」と述べた。

3月18日 新型コロナウイルスのワクチンについて、厚生労働省は高齢者に続いて優先接種を受けられる対象に「重い精神疾患」や「知的障害」がある人も加えることを決めた。

Q 2021年3月の質問

エクモは、すごい機械。でもすごいゆえに死ねない恐ろしい機械なのか？

2月23日の朝日新聞の記事は読まれましたでしょうか？　この記事を読んで私は胸が痛くなりました。エクモという器械はもしかすると、今までのどんな機械よりもやっかいな延命措置ではないでしょうか？　エクモを「はずせない」ゆえに、医療崩壊を招いている可能性はないですか？　長尾先生の本音、そしてエクモのやめどきの指針となるご意見をお聞かせ願いたいと思います。……以下、朝日新聞2月23日の記事より抜粋します。

○「すごい機械のゆえに……」　記者が見た現場の苦悩　医師の心に負担、いち早く法整備を

エクモ治療では、ウイルスに侵された肺の代わりを装置が担い、機能回復を図る。「治すというより、（生命を）維持する。患者自身で回復しなければいけないんです」

と、エクモセンターの星野耕大・副センター長は教えてくれた。実際に見た装置は、血液が流れる管とポンプ、酸素と二酸化炭素を交換する膜を内蔵した人工肺、そして各種モニターを備え、意外なほどシンプルな構造だった。だが、「生命維持装置」としての能力は医師らも驚くほど高く、肺の機能が回復しないとわかった患者も、機械を動かし続けることで、生かし続けられるのだというう。治療を継続するのか、それとも中止するのか——。現状では明確なルールがなく、その判断は現場任せになっており、それが医師らの心理的な負担になっている。

そのことを取材で知り、広く伝えたいと思った。医療技術の進歩から生まれたエクモが突きつける重い課題。再び感染者が急増して、エクモが足りないほど重症者が増えたとき、回復の見込みのない患者の治療を中止し、回復の可能性の高い患者にエクモを付け替える判断を迫られるような事態が起きるかもしれない。「第3波」がこのまま収束したとしても、やがて来るかもしれない「第4波」への備えとして、専門家が言うようにいち早い法整備が必要だろう。

○もし家族が直面したら

「エクモがすごい機械であるがゆえに死ねない。恐ろしい機械でもあるんです」

取材中、そんな医師の言葉がずんと胸に迫った。エクモに対しては、コロナ重症患者の「救世主」のようなイメージを持っていた。だが、病状が悪化して、肺の機能が回復しない患者も当然いる。そうした場合、患者本人とその家族、医師らはエクモによる治療を続けるかどうか、重い決断を迫られる。

コロナ禍がもたらす残酷な現実の一つであり、医療体制が逼迫《ひっぱく》するなか、懸命に働く医療従事者にとって大きな心理的な負担になっていることを知った。国や学会が示したガイドラインでは、患者との話し合いの重要性や、医師個人で判断せずに医療チームで最善の選択をするように求めているものの、「回復が見込めない」かどうかの判断は、実質的には現場に委ねられていた。専門家は法整備の必要性を指摘するが、自分が、そして家族が直面したときにどう考えればいいのか、すぐに答えは見つからないだろう。エクモが突きつけた重い課題にどう向き合っていくのか、改めて問われていると感じた。

長尾の回答

2020年、僕が副理事長を務める公益社団法人・日本尊厳死協会においてエクモ装着と、リビングウイルや尊厳死との関係性に言及することは一旦保留としました。その理由は、「エクモや呼吸器はまずは延命処置ではなく、救急救命処置であるから。そして時と場合によって適応が異なるから」です。

重症肺炎に対する人工呼吸器やエクモは、もしもそれで助かる可能性があるならば救急救命措置です。しかし一定の時間が経過してももはや助かる見込みが極めて低いと判断されたら、その時点から「延命治療」と名前を変えます。その分水嶺《ぶんすいれい》があると僕は考えます。一般的には2〜4週間、ケースによっては1週間でしょうか。

もしも医師団に「助かる見込みがない」と判断されたら、家族たちと人生会議を開いて、人工呼吸器やエクモを「中止」することはあり得ると思います。しかし、今回の新型コロナに限っては最期までやる、すなわち「やめどきはない」とされているようです。

コロナ以外の他の病気、たとえば他の肺炎、誤嚥《ごえん》性肺炎や間質性肺炎では人生会議を経て中止することが臨床現場ではあります。

また、年齢や基礎疾患という要因も大きいです。100歳以上で基礎疾患があれば、そもそも人工呼吸器やエクモは装着しないはずです。リビングウイルを書いている人ならなおさらです。これを「命の選別をするのか！」と糾弾する人がいますが、理解不足です。これは、「本人意思の尊重」や「尊厳の保持」です。

しかし現在、こうした議論はまったくなされていません。「コロナだけは死ぬまで総力戦」です。そもそもエクモの「やめどき」という発想は、医療現場において皆無です。これは異常だと思います。コロナ禍から一年以上経っても病床逼迫が解消しない背景にはこのような要因もあるかと思います。「コロナ肺炎＝全例、呼吸器やエクモ装着」の一方で、「誤嚥性肺炎＝治療しないという選択肢もある（日本呼吸器学会）」となっていますが、ではなぜ、コロナだけが特別なのでしょうか？　重症コロナ肺炎の扱いに関して日本呼吸器学会は至急、ガイドラインを追加すべきだと思います。

あなたからいただいた質問に関する答えは、まさに僕たちが、10年間闘ってきた「リビングウイルの法的担保」と同じ内容です。

結論を申すならば、「本人や家族の意思でエクモ中止もあり得る」。そろそろ一般市民もこの問題に正面から向き合うべきでしょう。

2021年4月の出来事

4月1日 ファイザーとビオンテックは、現在は接種の対象になっていない12歳から15歳の子どもで新型コロナワクチン臨床試験を行った結果、安全性と有効性が確認されたと発表。ファイザーとビオンテックは今回のデータをアメリカFDA（食品医薬品局）とヨーロッパEMA（医薬品庁）に提出し、緊急使用の許可を申請する方針。

4月5日 イギリスの保健当局は、BBCの取材でアストラゼネカ製のワクチンで血栓によって死亡した事例がこれまで7件あったと認めた。

4月6日 高齢者へのワクチン接種が来週から始まるのを前に、河野太郎規制改革担当大臣は、自治体が接種状況を個人単位で把握できる新たなシステムの実演を行い、円滑な接種に役立ててほしいと強調した。

4月8日 アメリカ政府で新型コロナ対策に関わるファウチ博士は、ワクチンによる免疫の効果について「さまざまな研究から少なくとも半年は持続する」との見方を示した。

4月10日 EUの医薬品規制当局は、アメリカ製薬大手ジョンソン・エンド・ジョンソンが開発した新型コロナワクチンについて、接種後に血栓が確認された例が複数あったとして、調査を始めたことを明らかにした。血小板の減少を伴う症状の重い血栓の報告が4例あり、1例は臨床試験で、3例は先月接種が始まったアメリカで確認され、うち、1人が死亡した。

4月18日 ワシントンを訪れていた菅総理は、ファイザーのブーラＣＥＯと電話会談し、新型コロナワクチンについて、2021年9月までに国内すべての接種対象者に必要な数量を確保したいとして、追加の供給を要請した。

4月21日 河野規制改革担当大臣は、ファイザーからのワクチン追加供給により、高齢者に続いて基礎疾患のある人なども当面ファイザーのワクチンを接種することになるという見通しを示し、「新しいワクチンが承認された場合にどうするかは相談させてもらうが、当面、行けるところまで、ファイザーで頑張ってもらいたい」と述べた。

4月23日 厚労省は、ファイザーの新型コロナワクチンの接種を受けた高齢女性（102歳）が死亡したと明らかにし、「接種との因果関係は評価できないものの、体調がすぐれないときは接種を延期することも検討してほしい」と呼びかけた。

副作用や接種後死亡のニュースに「因果関係は不明」というコメント。不安です。

2021年4月の質問

Q

巷はコロナワクチンのニュース一色ですね。ワクチンがあるから、オリンピックも開催可能ということなのでしょうか？　ＳＮＳを見ていると、ワクチンの不安点を書くとすぐに、医者たちから叩かれるようで、メディアも不安要素を報道することがめっきりなくなりました。「いたずらに国民に不信感を抱かせてはいけない」という医療者たちの思いもわかります。が、そんなに皆さんが、「大丈夫」「まったく問題なし」と異口同音に言うのも不安になります。

海外の副作用のニュースが報道されても、「因果関係はわからない」というまとめ方ばかり……長尾先生が現場で今、お感じになるコロナワクチンの「疑問点」を挙げてもらえませんか。

長尾の回答 A

ワクチンに関する言論統制はすさまじい事態になっています。一体ここは、どこの国なんだ？という感じです。僕のYouTubeは、2週間前に強制削除されてから、今日まで新規のアップができない状況が続いています。僕のブログへのスパムメール攻撃もこの数年、1時間に数回程度だったのが、YouTube強制停止後は1〜3分間に1回程度に急増し、毎日その対応に30分はかかっている状況です。もはや、ワクチンについて意見を述べることはできません。

それができる場所は、この有料メルマガしかなくなりました。

そこであなたの仰せの通り、今回は、ワクチン接種への疑問点を思いつくまま書いてみます。ただし、絶対に転送など、流出しないでください。僕が殺されるかもしれませんから。今週、もし僕が殺されたなら、このメルマガを誰かがリークしたせいだと思ってください。

1　アナフィラキシーの実態がよくわからない

アナフィラキシーとは、ワクチン接種直後に激しい免疫反応により、血圧の急低下など、命に関わる副反応が起きることで、どんなワクチンでもある一定頻度で起きることがわかっています。ワクチンのみならず、抗生物質などの注射においても起こり得ます。コロナワクチンによる日本人のアナフィラキシーの割合は、本当のところまだよくわかっていません。

というのも、ある事例で「アナフィラキシーが起きた」という報道と、「いや、それはアナフィラキシーではない」という報道が混在するからです。そもそも、接種医師から厚労省への副反応の報告書に不備があります。たとえば、血圧を記入する欄がありません。だからその報告書を読んでもアナフィラキシーかどうかわからないのです。

一方、海外では死亡例が報告されています。万一を心配する人が躊躇《ちゅうちょ》するのは仕方がありません。飛行機も万一、墜落して死ぬかもしれませんが普通は乗ります。それは死亡リスクの頻度が明確だからですが、コロナワクチンは未だ不明なことだらけです。

2 長期的な副反応がよくわからない

僕は子宮頸がん（ＨＰＶ）ワクチンによって起きた自己免疫性脳炎（ＨＡＮＳ）の少女たちを

何人か診察しました。詳しく問診や診察した結果、彼女らはワクチン推進派が副反応を否定するときに言う、精神的なものから引き起こされる「クララ病」ではなく、間違いなく、ワクチンにより自己免疫性脳炎が惹起《じゃっき》されたものだと確信しました。このように、ワクチンによる長期的な副作用に関しては年単位の時間が経たないとよくわかりません。

さように、コロナワクチンの日本人への長期的な副反応はまったくわかっていません。何種類かあるワクチンにどんな違いがあるかも不明です。

「わからないことを恐れる」のが医療の基本ですが、そこをぶっ飛ばして「とにかく、打ちましょう」とテレビに出る医師が口を揃えている現状が異様です。ある有名な免疫学者は前週「僕は絶対打ちません」と言っていましたが、翌週は「僕はたぶん打ちます」に変わっていました。テレビ局から圧力がかかっていることは明白です。圧力をかけなければいけない事情が隠されていると勘繰るのが普通の思考と思います。

3　誰から打つの?

僕は今まで200人以上のコロナ患者さんを診てきました。今も、毎日コロナの診断と治療に携わっています。はっきり言って身を挺してコロナから患者さんの命を守っています。

しかしワクチン接種がGW前後になるという連絡が届いたのは2日前です。

一方、テレビでは毎日、病院の医師や高齢者（それも田舎や離島など感染者がいない地域）でワクチン接種が行われている映像が繰り返し流されています。おかしくないですか？　実態とは異なることを大幅に誇張して報じることを命じられているのでしょうが、大きな違和感があります。そもそも誰から打つのでしょうか？

接種計画には特養や老健入所者への接種概要はありません。「高齢者から」といってもいろいろな人がいます。**100歳以上の人や寝たきり患者さんにも本当に打つのでしょうか？**

また、基礎疾患として糖尿病が挙がっていますが、どの程度の糖尿病を指すのでしょうか？サッパリわからないので、患者さんから聞かれても答えることができません。

4　どこで打つのか？

現時点でも、GWから始まる尼崎市の医療従事者への接種をどこで行うのか不明です。集団接種なのか個別接種なのかも不明です。

集団接種の場合、尼崎市では感染者が急増しており、接種会場でクラスターが発生しないか心配です。個別接種は低温管理と振動の問題でよろしくないとのことです。

5　ワクチンを選べない？

当初はファイザー社のワクチンの2回接種と言われていましたが、数が足りないのか、モデルナ社、アストラゼネカ社、そしてJ＆J社などのワクチンも加わり、「選べない」という話も出てきました。４つのワクチンには、接種回数や効果、重篤な副反応などに差異があります。しかしどれを打つか選べないとのことなので、この課題で悩む人がまた増えるでしょう。

6　アストラゼネカ社ワクチンの血栓症死亡例は無視できないニュース

イギリスではアストラゼネカ社のワクチンを打って血栓症で死亡した例が7件あったというニュースが流れました。これはスゴイ話だと思いました。なぜなら、コロナによる血栓症を予防するためのワクチンで血栓症が起きることがあるからです。今後、血栓症で死亡したときに、コロナ血栓症なのかワクチン血栓症なのか鑑別が困難な事例が出るのではないかと思いました。続報に注目しています。

7　ワクチンによる感染予防効果は？

ファイザー社ワクチンの有効性は95％と言われていますよね。これは、ワクチンを打てば死亡者が95％減るものだと理解していますが、感染予防には、どの程度の効果があるのでしょうか。欧米ではデータがあるのかもしれません。しかし日本人でのデータはないはずです。

欧米と日本では、感染率や死亡率が、50〜100倍異なります。欧米のデータがそのまま日本人に当てはまるかどうか、誰もわからないでしょう。

8　本当に抗体はできるのか？

僕は25歳のときに、B型肝炎ウイルスワクチンを2回打たれました。しかしそのときも今も、B型肝炎ウイルスへの抗体はありません。抗体産生に誘導できなかったのです。

また毎年、インフルエンザワクチンを1000人単位に打っていますが、接種しても一定の割合でインフルエンザに感染する人が出て文句を言われます。「重症化予防のためだから仕方がありません」という苦しい説明をしながら内心、「本当にそうなのかな?」という思いもあります。

基本的なこととして、ワクチン接種＝抗体獲得、ではありません。まったく抗体を獲得できない人もいるわけです。しかし今の状況では多くの市民は「ワクチン接種＝抗体獲得、もう感染しない、ワクチンパスポートがある」と誤解しているような気がしてなりません。医学は科学に基づいていますが、基本的な医学的検証がまったく欠落していると思います。

9　ワクチン差別

ある病院では「院長が打ったから職員は全員打て!」とか「打たないやつは非国民」という空気が蔓延しています。医療従事者とて、個人の任意接種のはずですから明らかにパワハラです。

またある施設では、施設長が「ワクチンを打っていない医療従事者は出入り禁止」と言っていますが、明らかに「ワクチン差別」です。しかし日本にはコロナ差別に続くワクチン差別という大きな問題に関する報道も法的議論もありません。そのなかでの「イケイケドンドン路線」には違和感を覚えます。

10　自由な議論が封殺されても声も出せない「空気」への恐怖

ワクチンに関して専門家以外の人がこうして意見を述べることが規制されている現状をどう考えるのか。ワクチンに関する厳しい言論統制に関して誰も声を上げない状況に「危機」を感じます。

余談になりますが先日、**『生きろ　島田叡《しまだあきら》　戦中最後の沖縄県知事』**というドキュメンタリー映画を観る機会を得ました。

昭和20年1月に沖縄県知事になった島田知事は「一億総玉砕」という日本軍の考え方が当たり前のなか、反対に、市民に死ななくていいから戦後復興のために「生きろ！」と言ったのです。命懸けの発言は、さぞ勇気が要ったでしょう。しかし沖縄戦がそこまで追い込まれた経緯はまさに「空気」でした。果たして**76年後の日本において、「一億総玉砕」に相当する「一億総ワクチン」という「空気」が一番怖い。ワクチンがどんなものか、という議論をすっ飛ばして、「ワクチンを打たない奴は非国民。疑義を言うやつは封殺だ」という国家体制に大きな疑問を感じます。**

正直、コロナ禍の次には、もっと大きな「難敵」が待ち受けているでしょう。そのときに、時の政権はどう対応するのか。どんな「空気」が日本を支配しているのかを一番恐れています。

「金持ちが戦争を起こし、貧乏人が死ぬ」

――― ジャン＝ポール・サルトル

2021年5月の出来事

5月5日 ファイザーは、2021年のワクチンの売上げが260億ドル、日本円で2兆8000億円あまりに上る見通しになり、これまでの予想に比べて1・7倍まで大幅に伸びると発表。2021年3月までの決算では売上げ、利益とも前年の同じ時期に比べて45％の増収増益を記録している。

5月7日 菅総理は記者会見で、「私自身が先頭に立って、ワクチン接種の加速化を実行に移す」と述べ、2021年7月末を念頭に希望するすべての高齢者に接種を終わらせるため、1日100万回の接種を目標にすると強調した。

5月12日 日本医師会の中川俊男会長は記者会見で、ワクチンの接種体制の構築に全力で取り組む一方で、「現在のような感染拡大が続けば、医療資源が手薄になり、政府が目指す1日100万人の接種が困難になる可能性がある」と指摘。一方、4月20日「まん延防止等重点措置」が適用されていた都内で、自らが後援会長を務める国会議員の政治資金パーティーに出席していたと説明し、「多くの人が我慢を続けているなか、慎重に判断すべきだった。多くの批判をいただいており、ご心配をおかけし申し訳ない」と陳謝した。

5月14日 日本産婦人科感染症学会と日本産科婦人科学会が妊婦へのワクチン接種について提言をまとめ公表した。それによれば、ワクチンは開発されて間もないため、海外でもまだ長期的なデータはなく、今後、中・長期的な副反応など情報収集が必要だが、妊婦に対しても短期的な安全性を示す情報は出つつある。現時点では世界的に接種のメリットがリスクを上回ると考えられるとしたうえで、妊婦を接種対象から除外せず、特に感染者が多い地域や重症化リスクが高い基礎疾患がある場合などでは、積極的に妊婦や妊娠を希望する女性への接種を考慮するとした。

5月21日 モデルナとアストラゼネカの新型コロナワクチンが国内で承認される見通し。一方、アストラゼネカのワクチンについて厚労省は、直ちに公的な接種に使わず、推奨する年齢などを慎重に検討する方針を示した。

5月25日 WHO年次総会が始まり、テドロス事務局長は2021年9月迄に、すべての国で人口の少なくとも10%が新型コロナワクチン接種を終えられるよう、先進国などに対して公平な分配への協力を呼びかけた。

2021年5月の質問

Q

日本医師会というのは、何をしているところなのですか？

日本医師会の中川俊男会長が政治家のパーティーに行ったことで、ネットでもさんざん叩かれていますね。医療従事者の皆さんが、死ぬ思いで闘っておられるときに、何をやっているの？と呆然としていますが、私は医療とは無関係の主婦なので、医師会の役割がさっぱりわかりません。そもそも医師会って何ですか？　なんで医師会長って、テレビに出ると上から目線なんですか？　長尾先生は入っているのですか？　医師会にはお医者さまたちは、逆らえないのですか？というか、医師会はコロナ対策の役に立っているのですか？　それとも邪魔ですか？

長尾の回答

実に困った質問です。光と影というか、本音と建て前というか。一般の人には見えにくいでしょうね。できるだけ本音でお答えします。

私は医師になってから37年間、ずっと医師会員です。医師会は、三階建てといって、たとえば〈尼崎市医師会〉に入ると自動的に〈兵庫県医師会〉、そして〈日本医師会〉に入会することになっています。〈尼崎医師会〉の会報と〈兵庫県医師会〉の会報、〈日本医師会〉の会報が届きます。開業医（管理医師）はA会員といい、勤務医（病院でも診療所でも）はB会員といい、両者の会費はまったく違います。

管理医師の医師会への入会率は、尼崎市ではたぶん95％くらいかと思います。というのは診療所の許認可権は保健所や都道府県にあり、医師会は単に会員数しかわからないのです。

しかし、大阪の中心部など都心部では、入会率が5割を切っていると言われています。全国に30万人弱の医師がいるとして、医師会員が10数万人となれば、入会率は6割程度でしょうか。

医師＝医師会員、ではありません。

阪神間では医師会に入会しない在宅専門クリニックが多く、医師会といろいろなトラブルが起きています。はっきり言えば、医師会においては在宅医＝悪でした。医師会への入会金は、都市部では400～500万円が相場で、一般の人から見ればかなりの高額です。ローンで払って入会する新規開業医もいます。世襲医師であれば、親からの継承は安いです。

さて、医師会とは何か？　医師会には、社会奉仕と互助組織の両方の側面があると思います。社会奉仕とは、身近な例でいえば学校医としての学校検診やがん検診、零細企業への産業医派遣、休日夜間診療所への出務や公害認定審査会、介護認定審査会など、実にたくさんの公務があります。

一方、医師会の大切な役割として「医療訴訟対策」があります。医師会に入るということは、医療事故が疑われるときのために、訴訟保険に自動的に加入することでもあります。また患者さんからのクレームに怯《おび》えるときにも、顧問弁護士から助言を得ることができます。さらに、自分が急病になった際には医師会にいろいろな助けを求める仕組みもあります。これらは、たとえば飲食店協会やタクシー協会、散髪屋協会と同じで、互助会です。

医師会は、「圧力団体」と呼ばれてもいるようですが、「組織票」として国政にも深くコミットしています。〈日本医師会〉に入ると大半の人は、〈日本医師連盟〉という政治団体に半ば自動的に加入することになります。もちろん、時の政権与党にすり寄って、診療報酬を上げてもらうためです。結局、なんだかんだきれい事を言っても、〈日本医師会〉は閣僚や、厚労省と直接交渉もして「もっとお金をくれ」という活動もしています。このあたりが「欲張り村の村長さん」と言われている所以《ゆえん》です。

医師会の理事は、国政でいえば大臣や閣僚に相当し、さまざまな責任と権限があります。市町村レベルでは純粋にボランティア精神でやっている理事が大半ですが、一部には威張りたくてやっている理事もいます。まあ、永田町よりはずっとずっとマシですが。

さて、「上から目線」というご指摘ですが、やはりそのご本人は「自分のことをエライ」と思っているからそうなるのでしょう。大半の市町村医師会の役員の方々はそうではないのですが、都道府県や、〈日本医師会〉レベルになると、ご指摘のように誰が見ても威張り腐っている役員もおられます。今回の日本医師会長もその部類なのでしょうか。私は、今副会長をされている3人とはまあ面識がありますが、会長には一度も会ったことがありません。

多くの医師会においてかつては在宅医は嫌われていました。ましてコロナを往診する医師なんて、患者さんから見れば最高かもしれませんが、医師会から見れば最低の極みの医者です。

医師会は、**「ひとつのパンをみんなで仲良く分けて食べる」**という互助組織ですから「出る杭」は100%打たれます。僕も入会して26年間、打たれっぱなしの人生で、それだけでも3冊くらい本が書けそうなくらい、いろいろなことがありました。たとえば、在宅医療や総合診療をしていると、ある理事から全身を殴られて全治3週間の大怪我を負ったこともありました（本当です）。しかしその理事は、僕を殴ったことで医師会のなかでさらに出世を果たしました。

開業医は基本的に世襲制ですから、僕のようなコネのない世渡りが下手な新規開業医は、徹底的にいじめられます。在宅専門クリニックが入会しないのもそうした事情があります。

「入会させて」とお願いしても「在宅専門はちょっと」と入れてくれない場合も多々あります。しかし担当理事は「医師会に入会しないで開業しよった」という言い方をします。

要は、医師会には表と裏があるのです。もっと言えば、患者さんのための医師会なのか、医師会員のための医師会なのかという言い方もできます。なんの組織でも両面があるのでしょうが、どちらがメインか？　と問われたら、後者ではないのか。だから、医師会には絶対に逆らえないのです。逆らうと、保険の審査で廃業に追い込まれるかもしれません。行政による保険診療の審査（個別指導という名の捜査）は、医師会に忖度したり、医師会への情報提供を元に行われます。医療の世界は「ムラ」社会です。

今回の開業医のコロナ対応や、日医会長の自粛下でのパーティー参加で、図らずも医師会の本性が世間に露呈してしまいました。一会員としてはお恥ずかしい限りで、お詫びするしかありません。実はこうした医師会の体質をどうしても変えたくて、10年以上前に僕は〈日本医師会長選挙〉に立候補しようとしたことがありました……。もちろん会長選挙は会員の直接選挙ではなく、都道府県医師会のベテラン理事で構成される代議員選挙なので、得票はゼロであることを覚悟のうえの行動でした。特攻隊として玉砕する覚悟だったのです（若かったなあ）。しかし、有力者に止められて、恥ずかしながら立候補を果たせなかったことを、ここでこっそり告白します。

2021年6月の出来事

6月4日 新型コロナ感染が急拡大している台湾に対し、日本政府が無償で提供したワクチンが台湾の空港に到着した。今回、日本政府が無償で提供したのは、アストラゼネカのワクチン124万回分。

6月11日 アメリカのバイデン大統領は訪問先のイギリスで演説し、新型コロナワクチン5億回分を途上国など100の国に提供すると発表した。そのうえで「これはひも付きではない。アメリカが提供するワクチンは何らかの見返りや譲歩を求めるものではない。人々の命を救い、感染拡大を終わらせるためだけにやっている。日本、インド、オーストラリア、アメリカからなる『クアッド』と呼ばれるパートナーシップを通じて我々はワクチンの生産を支援してきた」と述べ、価値観を共有する国々と連携することで供給態勢を強化しているとアピールした。

6月16日 高齢者向けの新型コロナワクチン接種について、全国すべての自治体が、7月末までに終えられる見通しだと、政府の調査に対して回答したことがわかった。政府としては、自治体への支援を続けるとともに、企業や大学などでの職域接種も推進することで、さらなる加速化を図りたい考え。
6月21日 新型コロナワクチンの職域接種が本格的に開始。菅総理は6月21日午後、東京都内2ヵ所の接種会場を視察。菅総理は記者団に対し「接種によって、安心して仕事ができるようになったという話も伺った。企業や大学での接種をさらに加速化させていきたい。若い人、働き盛りの人も、一日も早く接種ができるよう、政府として取り組んでいかなければいけないという思いを新たにした」と述べた。
6月22日 萩生田光一文部科学大臣は、12歳以上を対象にした新型コロナワクチンの学校での集団接種について、現時点では推奨しないとしたうえで、希望する人は保護者の同意のもと、かかりつけ医による個別接種を受けるのが望ましいという考えを示した。
6月27日 新型コロナワクチン接種をめぐって、使用済み注射器を誤って使用するなど、全国で140件近いミスが起きていたことがわかった。この内70件は、重大な健康被害につながりかねないミスだったことから厚労省が再発防止の徹底を求めた。

今回は、コロナワクチンをめぐる噂の数々について、わかりやすく解説していきます。

Q 2021年6月の質問

たとえ副反応があっても、ワクチンはデメリットよりメリットが上回る?

高齢者はワクチンを打っても若者と違って副反応が弱く、コロナに罹患したときのリスクと比べて、ワクチンを打つことのメリットが断然大きい。3000万人の高齢者に接種して、たとえ1000人が亡くなったとしても、接種せずにコロナで亡くなる確率よりずっと低くなるから打つほうがいいとテレビで専門家が言っていました。これってウソ? ホント?

A 長尾の回答

そんなことを言っているエライ先生がいるようですねえ。でも、ワクチンのせいで1000人も死んだら、いくらなんでもまずいと僕は思います。もしもこれが他の薬だったなら、その製薬会社は間違いなく倒産するでしょう。10人足らずだって、その会社は製造中止に追い込まれるだろうに、**なぜ、コロナワクチンだけ免責するのでしょうね。はい、それが国策というものなので**

す。いや、冗談抜きに、結果的に、本当に1000人くらい亡くなるのではと強く危惧するものです。しかし、「因果関係が不明」ということで、特に高齢者の死亡は、いくらでも国は言い訳が立ちます。それを「メリットがある」と考えるのか「ない」と考えるのか、詳しい検討を加えないと安易に言えませんが、本当に1週間以内にたくさん死んだらマズイ。おそらく200〜300人ほどが不審な亡くなり方をされた時点で、どこかの週刊誌が大きく報道するので（どこも大きく報道しなかったら、本当にこの国は言論封殺されているということです）、高齢者の接種スピードに急ブレーキがかかるでしょう。

Q 2021年6月の質問

ワクチンには生理食塩水のプラセボが混じっている？

尼崎で介護施設スタッフ6人に、希釈せずにワクチンの原液を打ってしまったという衝撃のニュースが飛び込んできました。さぞや重篤な状態でおられるのかと思いきや、打たれた人全員が、今のところ異常が見られないという報道に驚きです。実はそもそも「生理食塩水」だけのプラセボが混じっていて、国家が「打つ人」と「実は打たなかった人」で、秘密の実験をしているという噂が出ていますが、これってウソ？　ホント？

A 長尾の回答

それはガセネタでしょうね。僕もこのニュースは地元だったこともあって大変な衝撃をもって受け止めました。5倍量打たれたのはすべて介護施設のスタッフの方々。本日、尼崎の保健所の医師に僕は連絡を取り、「6人の経時的な抗体検査（IgMとIgG）を無料でやりますよ」と申し出ました。どうなることやら……。ただ、ひとつだけ言っておきたいことは、この6人は、もう2回目は打たないほうがいいと思います。あと、ファイザー社がこの件を「大丈夫です」と言った根拠を知りたいです。酒場でロックと水割りを間違えたわけじゃないんだから。

ワクチンで死んだら国が補償をすると言っているけれど……払う気あるの？

2021年6月の質問

ワクチンの副作用で重篤な症状や死亡に至った場合、国が「補償をする」と言っているけれど、実はすべてを「因果関係が認められない」で誤魔化し、一切保証金などお金を払う気がない……って。これってウソ？　ホント？

長尾の回答

僕も、患者さんの何人かに、「どうすればお金を貰えるのか」と訊かれて、苦笑しました。おそらくは、ワクチンを打って30分以内にアナフィラキシーショックで亡くなった人にだけ、補償が検討されるのでしょう。接種3日後や1週間後に突然死した場合、「因果関係が特定できません」で、終わらせてしまうでしょう。

2021年6月の質問

接種後死亡の報告に、自殺者がいるってどういうこと?

ワクチン接種後の死亡者に、自殺者も数名いるという報告を受けてびっくりしています。実は副反応で脳に異常を来し、死にたくなることがあるって、怖すぎ。これってウソ? ホント?

長尾の回答

それは知りませんでした。しかし、インフルエンザ感染で新しい薬を飲んで、ビルから飛び降りて亡くなった子どもの母親と話したことがあるので、それを思い出しました。このときは、最高裁まで争われましたが、結局は、「因果関係が不明」で敗訴しています。つまり、ワクチン＝感染と同様と考えれば、そんなこともあり得るのかな、と思いました。そしてそれは、副反応ではなく、「主反応」です。

2021年6月の質問

日本が台湾に無償提供したワクチンが全部アストラゼネカ製。なぜ？

日本政府が、感染拡大でワクチン確保に苦しむ台湾に対し、国内供給用に調達したアストラゼネカのワクチン約124万回分を提供するというニュースで、「日本やるじゃん！」と、日本すごい！　いい話！　みたいに報道されているけれど、実はアストラゼネカの副作用を懸念して、台湾国民を実験台にしようとしているのが本音……これってウソ？　ホント？

長尾の回答

うーん。ウソでもあるし、本当でもあるでしょう。

元々、アストラ社のワクチンは、予備の、言わば控え選手だったのでしょう。しかし大規模接種会場の予約がガラガラなど、余裕がありそうだと踏んだので、今、補欠扱いだったアストラゼネカ社のワクチンを提供したのではないでしょうか。2009年の新型インフルエンザワクチンも、あれだけ騒いだけど、最終的に半分以上のワクチンを廃棄しましたからね。廃棄するムードが出ることはよいことで、「夜明けが近い」証でないかと思います。

Q 2021年6月の質問

ワクチンに懐疑的な長尾先生がワクチン接種を行ったのは脅されたから?

今までワクチンに懐疑的だった長尾先生が、今回、率先してクリニックで個別接種を行っているのは、実は、政府から脅されたってネットで見ました。これってウソ?　ホント?

A 長尾の回答

決して率先してではなく、行政や医師会の指示に従ってイヤイヤやらざるを得ないだけ。患者数が何千人もいるので他の医療機関に迷惑をかけないための、苦渋の決断です。

しかし、テレビのワクチン洗脳が効き過ぎて、毎日ワクチン信者がたくさん押し寄せて、この1カ月間はほとんど診療ができない状況でした。そして僕は、なんの信者でもありませんよ!　ネットでは、イベルメクチン信者だとか言われているみたいだけれど……そんなわけがないでしょう。しかし、騒動はピークを越えた感があります。7月7日に、我がクリニックでは、コロナワクチン接種は一旦終える予定です。一般の方は集団接種に行ってもらいます。

正直、ワクチンと早く縁を切りたいのが本音です。

2021年6月の質問

12歳以下にワクチン承認。子どもに打っても問題なし？

日本でも12歳以上の子どもにもファイザーワクチンが承認されるって聞いたけど……子どもに打っても問題がない。これってウソ？　ホント？

長尾の回答

わかりません。しかし、本音で言えば、絶対にやめておいたほうがいいと思います。なぜならば、10代の子どもはひとりもコロナで死んでいないからです。

しかし、子ども↓祖父母という感染を防ぐためでしょうから、子どもが「可哀そう」だと思います。でも、ここだけの話、もしも自分に12歳の子どもがいれば、接種の日は仮病で学校を休ませるでしょうね。

2021年7月の出来事

7月6日 河野規制改革担当大臣は、ファイザーのワクチンについて、7月から9月までの間、2週間ごとに1万箱、回数にしておよそ1170万回分を自治体に配分することを明らかにした。

7月9日 日本政府が無償で提供したおよそ100万回分のアストラゼネカ製の新型コロナワクチンがフィリピンに到着。

7月12日 国産ワクチンについて開発を進める国内製薬会社の大手、第一三共が、数千人規模の臨床試験を年内にも実施する準備を進めていることがわかった。

7月12日 日本政府が無償で提供したおよそ105万回分のアストラゼネカ製の新型コロナワクチンがタイに到着。

7月20日 田村厚労大臣は、早ければ2022年初めから、モデルナ社から追加で5000万回分の供給を受ける契約を結んだことを明らかにした。「現在接種している方を含めて、接種してもらうことを念頭に置いている」と述べ、2回の接種を終えた人向けに、3回目の接種に使うことも念頭に置いているという認識を示した。

7月23日 東京オリンピックが一年延期ののち、この日に開催された。

7月28日 アメリカのCDC（疾病対策センター）は新型コロナワクチンの接種を完了した人も、感染が深刻な地域では屋内でのマスクの着用を推奨するという新たな指針を示した。アメリカ政府は、接種を完了すれば原則マスクをつけなくてもよいとしていたが、インドで確認された変異ウイルスの広がりを受けてわずか2ヵ月での方針転換となった。

7月30日 厚労省はアストラゼネカのワクチンを公的な予防接種に加えると決定。しかし極めてまれに血栓が生じるリスクがあると指摘されていることを踏まえ、40歳未満には原則、接種しない方針。ファイザーやモデルナのワクチンの成分にアレルギーがある人が接種を希望する場合や、ほかのワクチンの流通が停止した場合など、必要性がある場合は40歳未満への使用を認め、今後、国内外の状況を踏まえて対象年齢を再度検討する。

分科会では「選択できるワクチンが増えることは重要だ」とか、「ネガティブな印象が先行しているが、期待できる」などと賛成する意見が出て提案は了承された。

Q 2021年7月の質問

医師が未接種だとコロナに罹患したときに周囲から責められるのか？

医療従事者です。だんだん、いろんなことがわかってきて、見えてきて、感じて、「ワクチンを打つのも怖い、打たないのも怖い」そんな気持ちでいます。私の年齢まで下がってきて、一般接種の接種券が郵送されてきました。本当に困りました。ただ職場では、もし自分がコロナに罹患したときに、私に関わった方が濃厚接触者ないし陽性者になってしまった場合、実は「私がワクチン接種してなかった」となれば、関わった方の反応を考えると接種するしかないのかと。半ば諦めで接種する覚悟かなと思うようになりました。しかし「打ちたくない！」と体が叫んでいます。自分がコロナに罹患したときに、ワクチン接種していなかったことが咎《とが》められることになるのでしょうか？　このような事態になったとき、どう対応したらいいでしょうか？

長尾の回答

同じような悩みを抱えた同業者が少なからずいると推察します。まずはコロナワクチンについて基本を整理しましょう。

1　任意接種である

2　接種の有無は個人情報である

3　とりあえず様子を見るという手もある

この3つを忘れてはいけません。

打っていない医療従事者には、さまざまな同調圧力や偏見、懸念があります。それはそれで「仕方がない」と諦めること、開き直ることも一案です。また「国産ワクチンを待っている」という言い訳もできます。実際に、年末前後に出るらしい塩野義の国産ワクチンを待っている人も、私の知っている医者仲間にはおられますよ。または武田製薬か……。年内に最大6000万人分ということで、計画を立てているらしいです。

あるいは、「管理者は休めないので打てない。代理体制ができたら打つ」と言っている人もいます。以上は本当の話です。

今の「打て打てドンドン」はどう考えても異常です。

自分のためか？　社会のためか？　後者の意味合いが大きいワクチンです。それにしても、異様です。強い違和感を覚える人がいて当然です。そもそも日本人の臨床データ、後期高齢者の臨床データがないのです。だから僕は壮大な「実験」だと思っています。個人の利益よりも集団の利益優先のための治験。だから一人や二人死んでも仕方がない、という考えでやっているように感じます。

それを敏感に察知して治験に協力する人もいるし、協力したくない人もいるのは当然です。後者は圧倒的に64歳以下の人です。決して卑屈になる必要はありません。しかし最悪、感染しても後悔しない、万一、誰かにうつしても後悔しない、という覚悟は必要です。
なんとも厳しい回答でスミマセン。あと、ここにしか書けない話なので内密でお願いします。

最後に最近あった診察室での会話をひとつ。

患者「先生、どうも先月から咳が止まらなくてね。レントゲン撮ってください」
医者「うーん……ちょっとあやしい影がありますねえ」
患者「あ、あやしい影ですか？」
医者「落ち着いて聞いてくださいね。もしかすると、肺がんかもしれません」
患者「あ――――！　よかった！　コロナじゃなくて！」

2021年8月の出来事

8月5日 東京都医師会の尾崎治夫会長が、この日行われた読売新聞のインタビューにて新型コロナ患者へのイベルメクチンでの治療を推奨。「中南米、アジアなどを中心にイベルメクチンがコロナの予防・治療に効いているという論文が多数出ていることは承知しています。次々と発症する患者の対応に迫られるが有効な治療薬もない。ワクチンは間に合わない。そういう差し迫ったときにイベルメクチンがコロナに効いているという論文が出ているのだから、これを使ってみようと思うのは臨床医としては当たり前の対応」と見解を述べた。

8月8日 新型コロナワクチン接種後に副反応の疑いがあると報告された事例について、厚労省が分析結果を公表。ワクチン接種後死亡が確認された人は2021年8月8日の時点で1002人。しかし、「接種と因果関係がある」と結論づけられた人はいなかったと説明。

8月19日 厚労省は、新型コロナワクチン接種によってアナフィラキシーなどの重篤な副反応が起きた可能性が否定できないとして、20代以上の男女29人に、初めて法律に基づき医療費などを支給することを決めた。症状の内訳は、アナフィラキシーやアナフィラキシーに似た症状が合わせて23人、急性アレルギー反応が6人。救済認定が行われたのは今回が初めて。接種に使われたワクチンの種類は公表されず。

8月21日 厚労省は、アストラゼネカ社の新型コロナワクチンが今月から公的な予防接種に追加されたのに伴い、20歳以上の希望者を募って接種後の副反応の調査を開始した。

8月24日 東京パラリンピックが一年延期ののち、この日に開催された。

8月25日 厚労省は、妊娠中の女性について新型コロナに感染すると特に妊娠後期は重症化しやすく、早産のリスクも高まるとして、優先してワクチン接種を行うよう全国の自治体に通知した。国内で接種を始めた当初は、胎児や本人への影響に関するデータが不足していたことなどから、優先接種の対象にはしていなかった。

8月28日 モデルナの新型コロナワクチンの一部に今月、粒子状の金属とみられる異物が混入していたことが発覚。厚労省は同ワクチンを接種していた男性2人が接種3日後に死亡していたと公表。死因や接種との因果関係は不明。異物が混入した可能性が否定できない163万回分のワクチンの接種を見合わせていると述べた。

Q 2021年8月の質問

尾身茂分科会会長が一般の人々への行動制限を示唆。そんなことしていいのか？

8月17日に、「基本的対処方針分科会」と「新型コロナウイルス感染症対処方針分科会」の尾身茂会長が報道陣の取材に応じて、緊急事態宣言に関する政府の方針を了承したと述べ、さらに「一般の人々への行動制限の仕組みづくりを」と発言したというニュースに違和感を覚えている者です。

「これまで飲食店など、事業者に対していろいろな制限をかけてきた一方で、一般の人々に対する行動制限は完全にお願いベースで行ってきた。感染状況がここまでくると、分科会のメンバーの一致した見解として、個人についても感染リスクの高い行動を避けてもらえるよう、保障するようなことが可能になるような新たな法律の仕組みを作ることや、あるいは現行の法律で対応できるならその活用をお願いしたいと考えている。これまで医療機関や医療従事者にお願いベースで行ってきたコロナ対応への協力要請も同じだ。単に協力をお願いするだけではこの事態を乗り越えられないことを想定し、法的な仕組みの構築や現行の法律のしっかりした運用について、早急に検討してほしいという強い意見が出た」

今までの尾身さんの発言には「?」でしたが、この人は何をどうしたいのか? 長尾先生は、この一年半あまりの尾身会長の仕事に何点をつけますか?

A 長尾の回答

尾身先生はどう見ても善人に見えます。キャリアも申し分ない(地域医療を率先した自治医科大学のご出身。その後、WHOに入り、ポリオ根絶を達成した、地域医療と感染症対策のプロである)。おそらく分科会の委員の医師たちのなかに、誰ひとり尾身先生を悪く言う人はいないでしょう。もはや町医者の僕とは月とスッポンです。

しかし僕の評価は極めて厳しいものです。自分の立場もわきまえずに、町医者の分際で言いたいことを書きます。**僕の尾身会長に対する評価は、100点満点中、10点です。**本当はゼロ点どころかマイナスですが、オリンピック開催について「普通はない」と発言したことだけを10点評価します。ちなみに満点は100点での評価です。その理由を列挙します。尾身先生に個人的な恨みはまったくありません。

- 「このままでは大変なことになる」とずっと当たり前のことを言ってきた人。
- それ以外に何か発言されたかどうか、ゴメンナサイ、僕の記憶にありません。
- 要は政治家の「緊急事態宣言」など「やってる感！」にお墨付きを与えてきた人。

尾身先生に対する率直な思いなんてその程度です。政府分科会は「政府の考えを正すための装置」だと思っていましたし、実際そうだったと思います。しかし、第2波あたりから、「ああ、分科会は、ガス抜きないし、お墨付きの集まりにすぎないんだな」と思うようになり、興味も失せました。

怒られるかもしれませんが、**政府分科会も厚労大臣も総理大臣も、いてもいなくても今の感染状況はほとんど変わらなかった、と内心思います。いや、むしろ「飲食店」に負担をかけてきたことで日本のエネルギーを失わせてきた。あるいは、保健所に丸投げして無用に死者を増やしてきただけだと思っています。**

端的に言えば、コロナ禍のほとんどが「人災」です。

一方、尾身先生の言動で評価できるのは「この状況で五輪開催は、普通はない」と言われたこと。市民感覚では当たり前のことですが、尾身先生にしては、一世一代の大冒険だったのかもしれません。だけどね……。

- **開業医も診断・治療に関わるべき**
- **早期診断・早期介入が何より大切**
- **認知症には地域包括ケアで対応すべし**
- **5類に落としたほうが死者が減る**

など、僕が言ってほしかったことを一つも言ってはくれませんでした。尾身先生はもはや一介の町医者の発信などに興味がないでしょうが、まがりなりにも分科会の会長なのだから、せめて現場感覚に基づいた発信をしてくれるのではないかと、正直、期待もしていました。

品のいい、育ちのいいオジサンたちの意見ですべてが決まっていく政府の意思決定システムに「危うさ」しか感じません。同じ意見の専門家が「そうだそうだ」で同調して決定していくシステムが、第二次世界大戦に突き進んだ経緯を彷彿とさせるのは、僕だけなんでしょうか？　日本は、多様性を嫌う国です。島国だからでしょう。しかしそうした特性が多くの国益を損ねていることにひとりでも多くの国民が気がつき、次に活かすしかありません。

「人々が怖れることは、
怖れないわけにいかないだろう」

——老子

2021年9月の出来事

9月2日 厚労省はモデルナのワクチンの一部から異物が見つかり全国でおよそ160万回分の使用を見合わせている問題で、モデルナ側から、異物はステンレス製の製造部品の破片だったとする調査結果が報告されたと発表。同時期に製造され全国901の会場に配送され使用を見合わせていたワクチンをすべて回収。一方、混入した金属片はごく少量で人工関節やペースメーカーなどにも使用されている物質のため、健康に重大な影響を与える可能性は低いとした。

9月3日 菅義偉首相が突然の退陣を表明。首相官邸で記者団に対し、新型コロナ対策と総裁選の選挙活動をめぐり、「両立できない。感染拡大を防止するために専念したい」と強調した。

9月7日 新型コロナ対策をめぐり、平井卓也デジタル大臣は、ワクチンの接種をスマートフォンで証明できる仕組みを年内に作りたいという考えを示した。

9月17日 厚労省は新型コロナワクチンについて3回目の接種を行う方針を決定。

9月21日 ファイザーとビオンテックは、5歳から11歳の子どもについても、ワクチン接種による中和抗体の増加や安全性が確認できたとして、この年齢層にも接種対象を拡大するよう、近くアメリカFDA（食品医薬品局）に申請すると発表した。

9月24日 政府は、東京と大阪に設置している大規模接種センターについて若い世代への接種を加速させるため、16歳と17歳も接種の対象に加え、16歳から18歳が優先的に受けられる枠を新たに設けることを決めた。また、東京都は大規模会場で、12歳から15歳も接種の対象に加えると発表。

9月29日 都内で総裁選が行われ、決選投票の結果、岸田文雄前政調会長（岸田派）が河野太郎行政改革担当相（麻生派）を降し、当選。岸田内閣が発足。

9月30日 アメリカの航空大手ユナイテッド航空は、新型コロナワクチン接種を義務づけたアメリカ国内の社員のうち、接種を拒んだ６００人近くを解雇する手続きに入った。

今月もワクチンに関する多くの質問をいただいたのでそれぞれにお答えします。

Q 2021年9月の質問

80代認知症の母への接種に悩んでいます

長尾先生は、40〜85歳までは打ってもいいというお考えのようですが、私の母は87歳で、中等度の認知症です。それ以外に病気はなく、デイサービスをときどき利用しているのですが、スタッフの方は「できるだけ打ってほしい」と言います。今、迷っています。

A 長尾の回答

そもそも僕は新型コロナワクチンには未だに懐疑的です。なぜなら日本人のデータがないからです。特に、後期高齢者のデータは皆無でした。当院では接種者の抗体価を経時的に測定するなど臨床研究をしています。だから、「ワクチンを打ったほうがいいのかどうか？」というご質問に対しては、「わかりません」としか答えようがありません。今回のｍＲＮＡワクチンに関しては、「キツすぎる」という印象を持っています。若い人は耐えられるかもしれませんが、体力が低下した超高齢者には、耐えられない人がいると思います。

僕自身は、イヤイヤ2回打ちました。患者に打っておいて自分は打たない、ということができませんでした。医者として、自分の身体で体感しておくのも患者さんのためになる、という気持ちもありました。さてお母さまは中等度の認知症とのことですが、どの程度元気なのでしょうか？

もしお元気なら、「デイサービスの同調圧力に屈して打つ」という選択もあるかもしれません。当院の比較的元気な高齢者の検討では、特に気になる副反応はありませんでした。

現在、打たない人は差別を受けて損をします。だから免疫獲得という目的はともかく、致命的でなければ、世の中を渡るために「打つ」という選択を否定できません。

2021年9月の質問

Q

接種後に高熱が出たら、どうすればいいの？

ワクチンを打って高熱が続いた場合、コロナ陽性かもしれませんよね？　その熱が副反応かコロナにかかったのか、見分ける方法はありますか？

A

長尾の回答

そんな人が毎日、発熱外来に来ています。ＰＣＲ検査をしない限りは、コロナ感染とワクチン副反応を見分けることはできません。まさかとは思いますが、「ワクチンを打ったからコロナになったのでは？」と疑うケースも、正直、ときどきありますよ。いや、ときどきではないな。そんなこと言ったら殺されるかもしれませんが、多いように感じています。**僕は、「ワクチン感染」と呼んでいます。**

2021年9月の質問

ワクチンを打った翌日に「老衰死」？ワケがわかりません

厚労省の誰でも閲覧可能なホームページで、「ワクチンの副反応疑い報告書」を見ていたら恐ろしくなり、ワクチンを打つのを躊躇している60代です。これ、まったく報道されていないではないですか！　なかには、接種翌日に死亡したのに死因は「老衰」とあったりして、ちょっと意味がわかりません。ワクチン接種翌日に老衰で死ぬことなんか、あり得るのでしょうか？

長尾の回答

僕にもまったくわかりません。でも、普通に医者としての経験から言えば、翌日に老衰で死ぬことはあり得ないと思います。やはり隠蔽されているのでしょう。大手メディアも政府に忖度して取り上げません。もしもワクチン接種後の死について、すべてを「因果関係不明」で済ませて、詳細に調べる気がないのであれば国家として終わっていますよね。情けない。とても怖い国になってしまいました。

Q 2021年9月の質問

モデルナアーム、しんどい。3回目、打たなきゃいかんの？

私はモデルナ2回目で、40度近い高熱が3日も引かず、腕も1週間ほど動かなくなり、もうコリゴリです。こんなんで3回目を打ったら、正直死にそうな気がします。

A

長尾の回答

あなたの場合、3回目は打たないほうがいいでしょう。ブースター効果を期待しているのでしょうが、打ったら死ぬかもしれませんからね。**接種後すぐに死ななくても、明らかに衰弱して死にかける人はよくいます。少なくとも何千人かはいるはずです。**僕の周りだけでも10人はいます。無理をする必要はないと思います。第5波の世界の現状を鑑みれば、ワクチンは、政府が広報するほどの効果もなければ、政府が言うほどの安全性もかなり怪しいと思います。

結局はいくら頑張ってもウイルスには勝てないのではないか。だから、いつまで「イタチごっこ」を続けるのかなと、僕は最近「ワクチン狂騒曲」をさらに醒めた目で見ています。

Q 2021年9月の質問

ワクチンを打ったらマスクは不要になるんじゃなかったの?

「ワクチンを打てば、マスクはいらなくなる」と、春頃にワイドショーでしきりに専門家たちが言っていた気がします。でも、気がついたら今誰もそんなこと言ってない！　あれはウソだったのですか?

A 長尾の回答

残念ながら、嘘でしたね。実際にワクチンを打ってもバンバン空気感染していますからね。

そもそもマスクはいつまで必要なのか?　誰もそれを考えていません。マスクをした大人しか見たことがない幼児が、マスクを外す大人を見ると泣き出してしまうという話を聞きました。昔、「口裂け女」という都市伝説がありましたが、今の幼児にしてみれば、すべての大人が「口裂け女」に見えるのではないでしょうか。そんな子どもたちがどんなコミュニケーションを築けるのか、恋愛できるのか、子どもは作れるのか?　不安になります。ワクチン接種と関係なく、マスクを外して自然感染による免疫獲得を目指す（集団免疫）のはアリだと思います。

Q 2021年9月の質問

結局打っても打たなくても、同じように感染する？

海外の調査によれば、ワクチン打った人も打ってない人も、コロナの感染率は同じというネットニュースを見ました。それじゃあ、意味ないじゃないですか！

A 長尾の回答

実際に僕はクリニックで1回目と2回目の接種をイヤイヤ行いました。あの状況下では仕方がありませんでした。早く中止になればいいと毎日祈っていましたが、ついにその日が来てしまったのです。まさに苦渋の選択でした。そして僕自身も「患者に打って自分が打たなければ卑怯だ」と思ったので、仕方なく目をつぶって打ちました。

長期的には意味がない可能性が大きいでしょう。だから僕は、若い人たちに積極的に打つ気にはなれません。悪影響（凶悪な変異株を誘発する）の懸念も誰も否定はできないはずです。もっと未来を見据えた視点で研究しないといけません。

いきなりアストラゼネカも公認。交互接種大丈夫？

2021年9月の質問

河野太郎ワクチン担当大臣が急に「交互接種」を推してきているのが、とてもうさんくさいです。ファイザーに予約が殺到して、アストラゼネカをみんなが打ちたがらないから、苦肉の策でやっている気がしますが……本当のところどうなのでしょうか？

長尾の回答

確かにそうですね。「こじつけ」ではないのか。「ヤケクソ」かもしれませんね。

お酒だって、チャンポンで呑むと悪酔いします。もしチャンポンになるなら「抗体カクテル」のように、「ワクチンカクテル」もできるでしょうね。しかし、3回目接種以降は、「交互接種」せざるを得ない人が多く出ます。北里大学の中山哲夫特任教授（臨床ウイルス学）は、「ワクチンは同一製品を2回接種する前提で承認された。変更するなら、国内で臨床試験（治験）を行い、抗体持続量や副反応の頻度などを確認する必要がある。ワクチンの供給予定に問題が出たのかわからないが、実施するなら、政府は理由をきちんと説明しなければならない」と仰っています。

Q 2021年9月の質問

3回目の接種が国から推進されたら、長尾先生は打ちますか？

長尾先生はこれまで、「高齢者にはワクチンのメリットが多少上回るかもしれない」と仰っていましたが、今後ブースター接種（3回目の接種）が国から公式に推進されたらどうしますか？

A 長尾の回答

クリニックで打った高齢者接種は、幸いにも重篤な副反応や死亡はありませんでした。一方、第5波における高齢者の重症化と死亡を減らし、短期的にはまあまあ成功したという論文はあります。9割の高齢者が2回打ったので、高齢者のT細胞はスパイクタンパクを記憶しています。だから時間の経過とともに抗体が減っても大丈夫です。細胞性免疫が獲得されているからです（測定法はありません）。

だから3回目を打つ必要はまったくありません。予期せぬ副反応の懸念もあります。僕は今、当院の患者さんには3回目は必要ないことを説明しています。**今後、僕の人生のなかで、高齢者に新型コロナのｍＲＮＡワクチンを打つことは、二度とないでしょう。**

ただ、高齢者においては、接種後、明らかに元気がなくなった方が数人おられました。うち2人は、残念ながら接種後1ヵ月以上たって亡くなりました。90代と100歳代の方です。ワクチンが老衰を早めたような印象を受けました。つまり、私がその死に関わってしまいました。

その後、当院では60歳以下の人には打っていません。当院で見られた副反応は、発熱と倦怠感です。**今、外来や在宅で診ている副反応ないしワクチン後遺症の患者さんは、全員当院以外で接種された方です。**おおよその年齢は20～50歳です。副反応症状は頻度順に、頭痛、倦怠感、しびれ、吐き気、起立性障害や歩行障害など多岐にわたります。外出できなくなり在宅で診ている人もいます。このような現場の様子を一刻も早く岸田総理に見てほしいです。

２０２１年10月の出来事

10月9日 イギリスＢＢＣニュースが、〈イベルメクチン 誤った科学が生んだ新型ウイルス「特効薬」〉という見出しで、批判的な記事を掲載。「コロナ治療薬としてのイベルメクチンの使用に関する主要な治験26件のうち、３分の１以上について、深刻な誤りや不正行為があった可能性があることが明らかになった」と書いた。

10月11日 ＷＨＯの諮問委員会はファイザーやモデルナ、アストラゼネカなどの新型コロナワクチンについて、中程度から重い免疫不全の人たちを対象に３回の接種を標準化すべきだという見解を発表。２回の接種では十分な効果が得られず、重症化するリスクが高いとした。日本政府も、２０２１年内に３回目の追加接種の開始を想定すると発表。

10月21日 アメリカＦＤＡはモデルナと、ジョンソン・エンド・ジョンソンの新型コロナワクチンについて、効果を高めるための追加接種を許可すると発表。また、最初に接種したワクチンとは異なる種類を追加で接種することも新たに許可した。

10月22日 ファイザーは、接種から時間が経過するにつれてワクチンの効果が低下するとして、

3回目の接種によって効果が再び高まるかどうかを確かめる臨床試験の結果を公表。3回目の接種による発症を防ぐ有効性は95・6％で、「2回目の接種を終えたあとの水準に戻すことができた」と見解を示した。

10月22日 厚労省は専門家審査会を開き、ワクチン接種後にアナフィラキシーや急性アレルギー反応などが見られた20代から80代の男女81人について「接種との因果関係が否定できない」として、全員を救済対象と認定。救済認定が行われるのはこれが3回目で認定された人は合わせて147人。また、副反応疑い報告制度に基づき接種後に死亡したと今月3日までに医療機関などから報告された人は、合わせて1255人に上った。

10月26日 アメリカFDAの専門家委員会は、5歳から11歳の子どもでも「接種の利益はリスクを上回る」とする結論を、賛成多数で可決した。

この発表を受けて、小児科の医師で北里大学の中山哲夫特任教授はNHKの取材で、「5歳から11歳についても、発症を抑える効果が90％ということで、高い有効性があると捉えていいと思う。一定の副反応はあるが多くは軽いもので、それほどリスクの高いワクチンではなく、有効性の方が上回っていると考えていい」と述べた。

Q 2021年10月の質問

イベルメクチンのこれまでの論文が偽造だらけって、どういうことですか？

長尾先生、ついにイギリスＢＢＣが、イベルメクチンのこれまでのエビデンスが「無効」であり「偽造論文」だらけだという記事を発表しましたね。

○主要な26の試験のうち、3分の1以上に重大な誤りや不正の可能性

○残りの試験では、イベルメクチンの有効性を示す説得力のある証拠はない

北里大学の花木先生が、今まで、イベルメクチンのエビデンスがある、ということの論拠にしていた論文のほとんどが捏造《ねつぞう》だったことになります。この報道に対し、長尾先生の率直な感想を教えてもらえないでしょうか？　また、長尾先生はよくイベルメクチンはマクロライド系だから信じられると言っているようですが、マクロライド系って何のことでしょうか？

長尾の回答

ある薬がある病気に効くかどうかを調べることは、実は極めて難しい作業です。特に新型コロナウイルス感染症のような急性の感染症で、生きるか死ぬか、という人にクジ引きをしてもらい、それが当たりかどうかを医者も患者もわからない（ランダム化比較試験、RCTといいます）状況下で、ある特定の薬だけを投与して調べることは倫理的な課題も孕《はら》みます。今回指摘されたRCTにおける改ざん報道の真偽は、私のような傍観者からは、到底わかりません。火のない所に煙は立たないということで不備はあるのでしょう。その不備がどの程度のものか、恣意《しい》的なものかどうかはもう少し詳しいデータを見ないと、コメントしかねます。

しかし、何点か指摘しておきたいと思います。

◎なぜ、イベルメクチンだけが「捏造」や「偽薬」という見出しの報道が次々となされるのでしょうか。それ自体が不思議です。

◎さまざまな副作用があると書かれていますが、具体的な頻度や重症度が書かれた記事を見たことがありません。「論文捏造」と同じ意味で、こうした記事自体の真偽を疑われても仕方がないのではないでしょうか。まずは副作用ありき、という報道姿勢のほうが気になります。

◎もしも捏造があったのであれば、放送局のBBCではなく、その論文自体が載った医学雑誌が削除するか研究者から撤回があるものなので、報道が先走る意味がよくわかりません。科学の世界では論文捏造は犯罪で、アカデミアの世界から事実上、永久追放されます。STAP細胞騒動の小保方晴子氏がそうだったように。

◎そもそも、コロナ治療薬にRCTは非常に難しいものです。厳密にそれをやろうとしても、プロトコールを100%遂行することは、不可能に近いものです。だから現実には「どこまで誤差を許容するのか」という議論になります。しかしそうした議論がないことに違和感があります。

◎そもそも、このような記事が出回るその背景を知りたいです。あるいは、どんな社会的インパクトを狙っているのでしょうか？　たいていはその薬の存在で大儲けする人がいるか、逆に、大きな損失を被る人がいるのか、のどちらかではないか。イベルメクチンはとても安価な薬なので前者はないはずで、後者の可能性があります。

◎イベルメクチンのコロナに対する効果の真偽は、世間では未だ明確ではないです。しかし、インフルエンザ薬のタミフルやゾフルーザよりはずっと効く、というのが、私が実際にイベルメクチンを処方してみての感想です。

今日は、イベルメクチンの保険適応の見通しを知りたくて永田町をウロウロしました。しかし、結局よくわかりませんでした。ただ、この2ヵ月間のイベルメクチン騒動から見えてきたものはたくさんありました。

それは、感染症ムラやワクチンムラや製薬企業の利権です。現在、イベルメクチンに関する強烈な言論統制がかかっていますが、英国や米国でも同様で、世界のイベルメクチン研究者は戸惑っています。結局、今のようなウヤムヤのうちに高価な新薬が続々と発売され、それが使われる頃に、コロナはどこかに旅立つような気がします。これは喜劇でしょうか、悲劇でしょうか。

さて、もう一つの「マクロライド系とは何か?」というご質問ですが、マクロライドという名称は、大環状ラクトン構造と糖を有する抗生物質の総称です。1965年にノーベル化学賞を受賞した、R・B・ウッドワード博士により提唱されました。当時、もっとも盛んに行われていたのは「ペニシリン系」と、ストレプトマイシンやカナマイシンに代表される「アミノグリコシド系」の抗生物質でした。しかし大村智先生は、他のものは研究対象にせず、マクロライド系一筋で研究されてきました。その理由は……私の勝手な想像ですが、マクロライド系は化学合成されるものではなく、微生物が作る科学物質だからではないか。すなわち、幼少時から山梨県で土にまみれて育った**大村先生は、本能的に「土のなかに棲む微生物には人間の想像を遥かに超えたすごい世界があるはずだ」という信念を持っていた**のではないでしょうか。

さて僕は、マクロライド系抗生剤のなかでも「クラリスロマイシン」と「エリスロマイシン」が大好きです。これらを肺炎に代表される感染症に抗生物質として使うことはほとんどありません。抗炎症剤ないし去痰《きょたん》剤として、これまで、たくさんの風邪や気管支炎の患者さんに使ってきました。マクロライドには、不思議な多面的作用があることを勉強しているからです。その効果は、患者さんが一番よく知っています。風邪をひいたときや喉が痛くなったときに、8割の患者さんがクラリスロマイシンを希望されます。また、肺MAC症（非結核性抗酸菌症）や慢性気管支炎のような慢性呼吸器疾患には、特に安価なエリスロマイシンを少量長期に処方しています。患者さんも、おそらく本能的にマクロライドの効果をそれなりに感じているでしょう。

通常、抗生物質は細菌を殺すために短期間だけ飲ませるものです。長期間飲むと、菌交代といって、無名の雑菌が勢力を拡大したり、カビ（真菌）が生えたり、耐性菌が出現したりします。しかし、エリスロマイシン少量長期療法ではそんな副作用はありません。

そして、クラリスロマイシンの副作用については、実はあまり考えたことがないことに気がつきました。クラリスロマイシンは30年以上前から、ピロリ菌の除菌に使われていますが、年々「クラリスロマイシン抵抗性ピロリ菌が増加している」というのは、事実です。ピロリ菌にとっては、クラリスロマイシンは「抵抗」すべき相手であることです。蛇足になりますが、逆に言えば、ピロリ菌はそこまで悪者ではないのかな？　とも連想しました……たぶん、こんなことを考えている医者は僕くらいでしょうね。マニアックな回答になってしまいました。すみません。

2021年11月の出来事

11月5日 会計検査院は、官庁や政府出資法人を調べた2020年度決算検査報告を岸田文雄首相に提出。税金の無駄遣いを指摘し、改善を求めたのは210件、総額2108億7231万円。新型コロナウイルス対策費を検証し、国が調達した布製マスク（アベノマスク）の大量保管や持続化給付金事業の再委託など、ずさんな契約や管理の実態が判明した。コロナ関連は2019~2020年度の770事業を主に分析。予算額65兆4165億円のうち支出されたのは65・0%に当たる42兆5602億円で、2021年度への繰越額は21兆7796億円、使途がない状態になっている不用額は1兆763億円だった。

11月6日 アメリカのバイデン政権が従業員100人以上の企業を対象に新型コロナワクチン接種を2022年1月から義務化するのは憲法に違反するとして、全米50州の半数を超える州が連邦裁判所に差し止めなどを求める訴えを相次いで起こした。このうち、テキサス州の司法長官は「民間企業に対するワクチン接種の義務化は政府による権力の乱用だ」とする声明を出した。

11月11日　厚労省は、来月にも始まる新型コロナワクチン3回目接種に、ファイザーのワクチンを使用することを承認。2回接種して8ヵ月以上経った人を対象にする方針で、医療従事者には12月から、高齢者には2022年1月から始める。また、モデルナのワクチンについても、2022年3月をめどに3回目接種に使用することが検討された。

11月28日　今後の感染症の流行に備え、政府は国内でのワクチンの生産や開発を後押しするため、新たな補助制度を設けると発表。新たな補助制度では、ふだんはバイオ医薬品を製造し、感染が拡大した際などにはワクチンの生産に切り替えられる設備を導入する企業に対して支援するとした。工場や生産設備に対して、2つの機能を持たせるのは「デュアルユース」と呼ばれ、設備投資の費用の9割を補助。ワクチン生産に必要な培養タンクやフィルターなど素材を作るための拠点の整備も支援。さらに、ワクチンを開発するベンチャー企業の資金不足を解消するため、ベンチャーキャピタルが3分の1を出資することを条件に、残りの3分の2は国が補助。こうした支援に充てるため、政府は今年度の補正予算案に2700億円余りを計上した。

Q

2021年11月の質問

自然免疫とワクチン免疫は体内で共存できるのですか？

10月29日にアメリカのCDCが、新型コロナワクチンの予防効果は、自然免疫生成者の「5倍」と発表しましたが、先生は、どう思われますか？　また、「自然免疫」と「ワクチン免疫」は体内で共存するのでしょうか？　共存できないから免疫のバランスが崩れて、さまざまな症状のワクチン後遺症が起きているのではないですか？

長尾の回答

これは難しい話なので端的に私見を書きます。ワクチンで得る抗体価は自然感染による抗体価の同程度、ということならばその可能性はあります。しかしそもそも、抗体量＝免疫、ではありません。感染を増強する「悪玉抗体」もあることを忘れてはいけません。また細胞性免疫のほうが重要だと思っています。仮に抗体量が低くても、リンパ球が抗原を「記憶」していることのほうがずっと大切だと考えます。ただしT細胞の「免疫記憶」は特殊な研究所以外では測定できません。**抗体量＝免疫能、という誤った認識が医師を含めて日本中に広がっていますが、免疫学者が早急に是正する必要があると思います。抗体測定の意義は免疫能の推定ではなく、感染の既往を知ることです。**

また、自然免疫とワクチン免疫の共存については、極めて重要な質問です。「共存」できればいいのですが、共存しにくい場合があります。

特に今回のようなｍＲＮＡワクチンは免疫システムに対してドギツすぎて、免疫システムのバランスを大きく崩す可能性があります。免疫システムが故障し、免疫が自身を攻撃してしまう病態のことを、「自己免疫疾患」といいます。関節リウマチ、バセドウ病や橋本病、1型糖尿病、全身性エリテマトーデス、血管炎、ギランバレー症候群などがそうです。つまり、ワクチン接種が自然免疫を低下させて誤作動させる可能性があるのです。

コロナ後遺症の症状も多様ですが、ワクチン後遺症はさらに多種多様です。その理由は、スパイクタンパクが体内の臓器や組織の、どこに結合してもおかしくないからです。どこに結合したかで、症状は当然、違ってきます。結合に必要なACE2受容体の分布は年齢や個人によって多様ですから、スパイクタンパクが引き起こす免疫反応も多種多様ということになります。

コロナの自然感染は口から肺か胃に入るルートですが、ワクチン接種は筋肉から血流に乗って、全身のすべての臓器に運ばれて、そこにACE2受容体があれば結合します。

自然感染では、呼吸器や消化器に留まるものが、ワクチンでは直接血流に乗って全身の各臓器に運ばれるわけですから、多種多様になるものと考えます。特に脳や脊髄神経などの中枢神経系に入るのはウイルスではなくワクチンです。

発熱や倦怠感、アナフィラキシーなどは「副反応」と呼ばれ、多くの場合は、接種後2〜3日間、長くても数日以内に回復します。しかし、なかにはそれ以降も諸症状が持続して1ヵ月以上も、学校や職場に行けなくなる人がいます。**これを「副反応」と呼ぶことには、僕は抵抗があります。「反応」とは、「免疫の急性反応」のことだからです。**

今まで、無遅刻無欠勤だった人が、ワクチン接種を境に突然行けなくなる。それでも「気のせいだ」と患者を突き放す医師が多くいることが信じられません。1ヵ月以上、たとえば4ヵ月も出勤や登校ができない、寝たきり状態が続く人は、慢性的にどこかの炎症が持続していると考えられるので、「後遺症」と呼ぶほうが相応しいと考えました。

あるいは、寝たきりが半年以上続くと、「症状固定」となるので、薬害の「後遺症」としか呼べないはずです。「副反応」から「後遺症」に移行する人が多いですが、なかには接種後すぐはあまり体調の変化がなく経過して、1〜2週間後からめまいや手足の震え、歩行障害等が出現する人がいます。「副反応」は、ワクチンのスパイクタンパクを包む脂質膜へのアナフィラキシー反応が主でしょうが、2週間後から現れる症状は、スパイク反応に対する細胞性免疫の反応による諸症状かと思います。「副反応」と「後遺症」と「遅発性の諸症状」は連続したり重なり合ったりする部分もありますが、基本的には別の病態と考えて解析したほうが病態研究においては合理的でしょう。

ちなみに「後遺症」という言葉を「副反応」と区別して使っている医者は、どうやら僕だけのようなので、医学界での検討が必要です。しかし残念ながら「後遺症はない」という医師が大半なのが現状です。さらに言うならば、「副反応」という言葉も間違っています。スパイクタンパク（を作る遺伝子）を注射するのですから、「主反応」と呼ぶべきだと思います。

mRNAワクチンで免疫システムが攪乱《かくらん》されても、ホメオスタシス（バランスを保とうとする力）や解毒力で、一時的な「免疫システム混乱」を乗り越える人が多いのではと想像します。

しかし、ワクチン後遺症のために就学や就労が不能になる人が何万人単位で出ることは間違いないだろうと思います。あるいは、公式発表の死者、約1400人が何倍にも増えるでしょう。2回目が大丈夫だったから、3回目も大丈夫だろう、という保証はどこにもありません。3回

目で体調が悪化する人は、確実に増えるでしょう。つまり、薬害被害者が大量に出てサリドマイド禍や水俣病のようになるのではないか？　これから10年、20年単位で裁判が続き、大きな代償を払うことになるのではないか（水俣病は未だ現在進行形です）。現段階での、僕のワクチンに関する主張をまとめると次のようになります。

1　5〜11歳への接種は行わない（必要ない）

2　3回目の接種は勧めない

3　2回も打っていない人、打ちたくない人、打てない人の人権を守ること

4　ワクチン後遺症の受け皿整備、病態解明、治療法開発、国家による補償

5　以上のことを至急議論すべきだが、まずはワクチン被害をめぐる報道管制を解除すべきである

2021年12月の出来事

12月1日 新型コロナワクチンの3回目接種が、医療従事者を対象に全国で開始される。

12月3日 アメリカの製薬大手メルクが、新型コロナウイルス飲み薬「モルヌピラビル」の日本国内での使用を認めるよう厚労省に承認を申請。国内でコロナの飲み薬の承認申請が行われたのはこれが初めて。

12月3日 厚労省は専門部会を開いてモデルナとファイザーの新型コロナワクチンについて、若い男性でごくまれに心臓の筋肉に炎症が起きる「心筋炎」などが起きていることから、重大な副反応として注意を呼びかけるとともに、医療機関に報告を求めることを決めた。

海外では、モデルナのワクチンを接種した若い男性で、心臓の筋肉や膜に炎症が起きる「心筋炎」や「心膜炎」と見られる症状が報告され、厚労省は10代と20代の男性にはリスクを伝えるよう自治体に求めた。

12月16日 新型コロナワクチンの3回目の接種が進むなか、厚労省はファイザーに続きモデルナの3回目接種を承認。これまでファイザーを使っていた自治体の個別接種や大規模接種でも使用し、2回目までと異なるメーカーのワクチンを使う「交互接種」を勧める方針。

12月22日　厚労省の専門家会合は、オミクロン株で初めて市中感染のケースが報告されたことを受け、今後、感染拡大を防ぐための行動をとってほしいと呼びかけた。オミクロン株は感染した際の重症度については十分な知見は得られていないものの、感染力が強く、再感染のリスクがあり、ワクチンの感染予防効果が低下する可能性が指摘されていて、医療提供体制が急速に逼迫《ひっぱく》する可能性があることに注意が必要だとした。

12月27日　北里大学グループがオミクロン株について、国内でワクチンを接種した人の抗体がどれだけ効果があるか培養細胞を使って実験したところ、デルタ株に比べワクチンの効果が大幅に下がっていることが判明。

12月28日　全国がん患者団体連合会は、コロナワクチンの3回目接種について、1、2回目と同様にがん患者など「基礎疾患を有する者」を優先接種の対象とすることなど、計3項目を盛り込んだ要望書を堀内詔子ワクチン担当大臣に提出した。

2021年12月の質問

Q

PCR陽性→隔離にどんな意味があるのでしょうか？

12月下旬から、大阪でオミクロン株が市中感染したと大騒ぎしています。市中感染とは、そもそもなんですか？　それに伴い、府内100ヵ所に無料PCR検査場を設けるとのこと。まったくの無症状でも、PCR陽性になったら隔離されるのでしょうか？　それにどんな意味があるのでしょう？

A 長尾の回答

市中感染とは、「街中、そのへんにフッーにおるよ」という意味です。

正確には、渡航歴のある人との濃厚接触歴が確認されない感染者、感染ルートを追えない感染者が見つかったときに、「市中感染」という言葉が使われます。コロナの新型の変異株は、海外から、つまり空港や港からしか入ってきません。だから空港や港湾で検疫を強化して国内流入を食い止めようとします。

しかし、それ以外の場所で感染者が発見されるということは、すでに感染が広く街中に広がっていることになります。大阪で市中感染が発見されたということは、感染は予想以上に拡大していると考えられます。市中感染の確認は、もはや検疫の強化どうこうという段階ではなく、街中で感染が拡大している段階に移行したことを意味しています。そんな状態で、無症状の方に薬局でPCR検査をするというアホらしさ。何が問題か挙げましょう。

1　Ct値がバラバラ問題

まず、PCRの精度が自治体によってマチマチです。Ct値といいますが、当院は40で、尼崎保健所は35を切っています。東京はCt値30という噂があります。検査センターや自治体によってマチマチ。けれどもその基準は非公開ですよ、と言っているようなものです。

2　「疑陽性」問題

PCRには偽陽性が3割ある、とされています。つまり「濡れ衣」を着させられる人が3割も出るのです。しかし、無症状でも陽性になれば、自動的に強制隔離になります。それを拒否すると刑事罰を受けるのが、新型コロナの法的根拠である2類相当「新型インフルエンザ等感染症」です。まずはこれを外さないといけないと、僕はずっと言い続けているのにね。

3　PCR検査だけでコロナの診断をする無謀問題

臨床症状と合わせて総合的に診断する態度が大切です。PCR検査だけでコロナの診断をするのは間違っている、と思います。

4　再検査問題

薬局でPCR陽性になれば、医療機関で再検査します。まさに二度手間で、税金の無駄使い。税金がもったいない。巻き添えを食らった市民もたまりません。最初から医療機関で検査を受けるべきです。そもそも無症状の人にPCR検査をするという発想は「ゼロコロナ病」の象徴です。

5　誰が発生届を出すのか?

薬局は医療機関ではないので、「発生届」を出せないはずです。しかし、そこで働く薬剤師が濃厚接触者と言われて、休まないといけないかもしれません。無症状者のPCR検査をする行為は、はっきり言って有害だと思います。この制度は直ちに廃止すべきだと考えます。

12月23日に岸田首相は都内で開かれた会合で、以下のように話したそうです。

「未知のウイルスだからこそ、リソース=資源を集中投入する。危機のときにはトゥーレイト・トゥースモールより、拙速、やりすぎのほうがマシであると……」

やりすぎのほうがマシ！　まるで青春映画みたいなセリフです。**「やって後悔するほうが、や**

らないで後悔するよりましだよ！　当たって砕けろ！」

僕も若い頃はよくこんなことを本気で呟いたものです。愛の告白ならいざ知らず、感染対策においては正しくありません。専門家だけでなく、もっと多様な現場の人の意見をよく聞いて、政治に反映する仕組みを作るべきです。

さらに尾身さんが分科会の会見で、「ワクチンの追加接種でオミクロンの重症化リスクが低減できる」と言いました。しかし、そもそもオミクロンではほとんど重症化していません。「重症化しないのに重症化を予防できる」とは……理解に苦しみます、禅問答？　はっきり言って理解できません。論理的に破綻《はたん》している制度に、永田町や霞が関のエライ人がなぜ気づかないのでしょうか？　混乱のなかで、２０２１年が終ろうとしています。

2022年1月の出来事

1月4日 感染者が急増しているイスラエルでは、60歳以上の人たちなどにも対象を拡大して4回目のワクチン接種が開始された。

1月5日 東京都内で4日までにオミクロン株感染が確認された55人のうち、およそ7割はワクチンを2回以上接種していたことがわかった。都は「接種を済ませていても油断せず、対策を徹底してほしい」と呼びかけた。

1月6日 アメリカ政府の首席医療顧問ファウチ博士は、オミクロン株について「重症化しにくいとしても、多くの感染者が出れば医療機関には大きな負担となる。ワクチンの接種や、マスクの着用といった感染対策を緩めるべきではない」と警告した。

1月7日 新型コロナの感染が急拡大していることを受けて政府は、沖縄、山口、広島の3県に1月9日から1月末までまん延防止等重点措置を適用することを決めた。重点措置の適用は、2021年9月に解除されて以来、岸田内閣では初となる。

1月13日 厚労省は、新型コロナワクチンの子どもへの接種について、今月20日に専門家部会を開き、現在の12歳以上から5歳以上に拡大することを承認する見通しとなった。

1月13日 メルク社が開発した新型コロナの飲み薬「ラゲブリオ」の昨年末の国内承認を受け、自宅療養者への提供が始まる。

1月14日 ファイザーは、新型コロナの飲み薬「パクスロビド」の承認を厚生労働省に申請。承認されれば飲み薬としては国内でメルク社の「ラゲブリオ」に続き2種類目となる。

1月26日 科学技術分野で優れた業績をあげた研究者に贈られる「日本国際賞」の2022年の受賞者に、新型コロナワクチン開発で大きな貢献をしたビオンテックのカタリン・カリコ博士などが選ばれた。選出理由は、カリコ博士ら2人は、人工的に作り出した遺伝物質のmRNAをヒトの体内で異物と認識されないようにして機能させる方法を発見し、新型コロナウイルスワクチンの開発に大きく貢献したから。

1月29日 イギリス・オックスフォード大学などの調査で、新型コロナワクチンの接種回数が世界で100億回に達したことがわかった。

あけましておめでとうございます。さて2022年、コロナ禍はどうなっていくのでしょうか？　長尾先生の今年の予想をお伺いしたいです。

2022年1月の質問

コロナの流行は今年、収束しますか？　拡大しますか？

長尾の回答

今年中に収束するでしょう。僕の思考のなかではもうパンデミックは終わっています。弱毒性のオミクロン株の出現は、「このくらいにしといたるわ！」というウイルスからの合図だと僕は受け止めています。ウイルス側から見ればこれで人と共存できるわけです。

ただ、ワクチンを打ち続けるとMRSA（メチシリン耐性黄色ブドウ球菌）感染などの耐性菌ではありませんが、さらなる変異ウイルスが登場する可能性があります。たしか、フランスではさらに変異したコロナが報告されていますね。だから、今後のブースター接種の状況で収束時期はかなり異なってくるのでしょう。打てば打つほど免疫能が下がるからです。

2022年1月の質問

今年、コロナは指定感染症2類から5類に変わりますか？

長尾の回答

大晦日のフジテレビ『バイキング』に、安倍元総理が出演、「5類」という言葉を口にした途端、司会の坂上氏が強く否定しました。また、2021年11月放送の僕と橋下徹氏が討論したMBS『東野&吉田のほっとけない人』を見ていただいても、「5類にするだけですべてが氷解」の意味が理解できない人が多くいることがわかります。

僕の知る限り、著名人で理解しているのは、安倍元総理、ブラマヨの吉田敬氏、木村盛世氏くらいでしょうか。もはや、コロナが2類相当であることは「日本が自分で自分の首を絞めている」だけであり、何もいいことがありません。

しかし、この元旦にやっていたテレビ朝日『朝生スペシャル』で上昌広先生が仰った「陽性者は隔離される権利もある」という発言には、驚愕しました。意味がわかりません。

このまま2類を突き進むのならば、もはや国家の自殺です。政治家がこれに気づくまでには、もう少し時間がかかりそうです。僕は、明日にでも5類にするだけで、日本経済は10兆円規模で得をすると思いますが、竹中さんさえ、それをわかっていないようです。みんなまたもやメディアに煽られて、パニック状態なので無理でしょうね。日本は1億総パニック状態。集団ヒステリー。自殺者は今年も増え続けるでしょう。

僕は勝手に、第6波が鎮静化した3月末に5類になるのではないかと予想しています。専門家のなかには2024年と言っている人もいますが……いくらなんでも遅すぎます。

2022年1月の質問

ワクチンは3回目が強制になりますか？パスポートは？

長尾の回答

日本においては強制にならない、またワクチンパスポートは、国内では実質的に機能しないと思います。なぜなら国がワクチンの効果に、内心は及び腰というか、自信を持っていないように見えるからです。ワクチンによる死者や後遺症を認めていませんから、その状態で3回目の強制はないでしょう。多様な価値観をある程度許せる国であると信じています。いや、信じたい。

ただし、デジタルワクチンパスポートを導入したドイツのようにならないように市民が厳しく監視する必要があります。

Q 2022年1月の質問

イベルメクチンは普及しますか？しませんか？

A

長尾の回答

メルク社とファイザー社からの新たなコロナ経口薬が国内で承認される見込みです。新薬を売らんがために、米国からのイベルメクチン弾圧は当分続くでしょう。ただ、ワクチンがあまりないインドや南米などが、イベルメクチンですでに「収束」しているとの情報がネット上で広がれば、真実を隠しきれなくなるのではないでしょうか。

イベルメクチンは、コロナ後遺症やワクチン後遺症にも効果があります。今やネットで、自由に個人で買えます（しかし、偽物もあるそうですから個人購入は自己責任です）。長期的にみれば現在よりもずっと多くの人が備蓄し、服用し、評価されるでしょう。

2022年1月の質問

医療界全体は、どういう動きになりますか？

長尾の回答

アフターコロナとともに、医療界は大編成の時代に突入します。今まで、限られたパイを奪い合ってきましたが、その原資（社会保障費）が枯渇するので、医療機関の倒産やM&Aの時代に入ります。つまり、どうでもいい病院や診療所は淘汰《とうた》されていくでしょう。しかし、地域にとって必要とされる医療資源は伸びます。要は、40年間のバブルが弾けて、本来あるべき姿に近づきはじめます。**医者はさらに必要とされる医者とそうでない医者に二分化するでしょう。**

2022年1月の質問

在宅お看取りは増えますか？　減りますか？

長尾の回答

これは、間違いなく増えます。コロナ禍がすでに後押ししています。今後20年間で在宅看取り数は倍増すると想像します。いや、それ以上かな。終末期は、自宅などの病院以外の場所で過ごす、ということをコロナ禍で多くの市民が理解しはじめました。

2022年1月の質問

これから求められる医療人材はどんな人でしょうか？

長尾の回答

偏差値ではなく「人間力」が求められます。と、申し上げてもわかりにくいですかね。平たく言うならば、優しく、努力家で、人間好きな人です。偏差値は55で充分でしょう。多様性の尊重も大切だと思います。個人的には、自衛隊ではありませんが、医学部入試に体力測定が必要だと思います。高校野球やラグビーで実績のある人などへ、「アスリート枠」を医学部にも設けたほうがいいと思います。

とにかく、受験勉強のしすぎで体力とコミュニケーション力という、本来医者に一番必要なものを持ち合わせていない若い臨床医が増えてしまい、医療の将来が不安です。偏差値だけで医学部入学者を決める仕組みは変えるべきです。

2022年1月の質問

Q

ワクチン賛成と反対。どうして医者は二分された？

どうして同じ臨床医でありながら、ワクチンはまったく問題なしという医者と、長尾先生のようにワクチン後遺症の人たちを見て、ヤバイと思った医者とに二分されるのでしょうか？

ワクチン推しの医者のところにだって、ワクチン後遺症を訴える人が来ているはずです。同じ状況を見ているのではないのですか？

A

長尾の回答

本当にその通りで、僕にも理由はわかりません。僕が聞きたいくらいです。

強いて言うならば、**「感性」**がまったく違うのでしょうね。僕は今、53名のワクチン後遺症患者さんを診ていますが、精神的な疾患のある患者さんだと感じた人は一人もいません。でも皆さん、僕のところに来るまでにいろんな医療機関を巡り、どこに行っても「精神科に行きなさい」と言われた人たちばかりです。実際に精神科でＳＳＲＩ（選択的セロトニン再取り込み阻害薬）などのうつ病の薬を飲まされたが、効かなかったと初診に来られる方もいます。

僕が今診ている53人は、自信を持って「ワクチン後遺症です」と言える患者さんです。

なんでもかんでもそう診断しているわけではありません。「私はワクチン後遺症です」と初診で言われても「それは違います」と否定するケースもあります。

でも僕は、訳のわからない病気ほど、治さなければという使命感に駆られるおかしな医者。ワクチン後遺症についても毎日ずっと考えています。どうしてこんなことになったのか？　病気のメカニズムを毎日考えて治療法を試行錯誤しています。

2022年1月の質問

ワクチン後遺症にもイベルメクチンを？

長尾先生が、ワクチン後遺症にも「イベルメクチンを勧めている」とお話されていてびっくりしました。そもそもコロナの特効薬だったのに、なぜ後遺症にも試されたのですか？

長尾の回答

最初はコロナ後遺症に効くならまだしも、半年前に打ったワクチンの後遺症にも効くとは夢にも思いませんでした。しかし最近は確信に変わりました。

大村智先生から「イベルメクチンには人智を越えた大きな作用があるよ。僕らが知っているのはイベルメクチンの実力のほんの一部に過ぎない」と聞いているので、勇気を持って使うことができます。こうなったら、なぜ効くのか？　という研究をしたいのです。

しかし今は、目の前のコロナ後遺症とワクチン後遺症、がんや認知症の在宅対応に忙しすぎて、その時間がありません。改めて言いますが、**イベルメクチンは無限の可能性を秘めていると感じています。**さすが「大地の恵み」。これも大村先生のお言葉です。

「病院の第一条件は、患者に害を与えないこと」

―――ナイチンゲール

2022年2月の出来事

2月1日 後藤厚労大臣は、ファイザーが開発した新型コロナウイルスの飲み薬について、今年中に200万人分を購入することで最終合意し、2月中旬にも薬事承認され次第、4万人分が供給されるという見通しを示した。

2月14日 後藤厚労大臣は、コロナワクチン3回目接種を加速するため、ファイザーのワクチン1000万回分を追加購入し、来月、供給を受けることで合意したことを明らかにし、「ファイザー、モデルナともに3回目接種は発症予防や重症化予防の効果があるので、国民にも早期に受けてもらうようお願いしたい。3回目接種をよりいっそう着実に進められるよう、引き続きワクチンメーカーとの交渉にも取り組んでいく」と述べた。

2月17日 岸田総理大臣は、まん延防止等重点措置について大阪など17道府県は3月6日まで延長。一方、沖縄など5県は解除すると記者会見で表明。また、ワクチン3回目の接種をめぐり、15日以降、ＶＲＳ＝ワクチン接種記録システムの入力ベースで、「手綱を緩めることなく、安定的に100万回以上が達成されるよう引き続き全力を尽くしていく」と述べた。

2月18日　コロナワクチン交互接種について、有効性と副反応のデータを国の研究班が初公表。2回目までファイザーを接種した人が3回目でモデルナを打つと、3回ともファイザーを打った人に比べ抗体値が上昇した一方、発熱などの副反応が出る割合は高かったとした。

2月20日　コロナワクチン3回目接種をめぐって、政府が1日当たり100万回の実現を目指しているが、2月に入ってからの1日当たりの接種回数は最大で75万回余りだったことが判明。高齢者の接種率はおよそ35%となっており、政府はどう加速させるかが課題だとし、2回目から原則8ヵ月としていた接種間隔を段階的に6ヵ月に前倒しし、できるだけ早い時期に1日当たり100万回接種を実現することを目指すとした。

2月22日　厚生労働省は、新型コロナワクチン5歳～11歳の接種が始まるのを前に、全国の自治体に、副反応に関する相談体制の確保など接種に必要な経費は全額助成する方針を伝えた。

Q 2022年2月の質問

エビデンスのないワクチン後遺症。患者さんに呪いをかけないで！

長尾先生は、最近急に「ワクチン後遺症」に目覚めたようですが、SNSで一部言われているように、ワクチンを打った後に具合が悪ければ、すべて「ワクチン後遺症」と診断しているのですか？　そもそも診断基準もないのに、「ワクチン後遺症」と患者さんに呪いをかけるのは、反ワクチン行動どころか、医療者として許される範囲を超えているのでは？　コロナ患者で儲からなくなったら、今度は「ワクチン後遺症」の人に、保険適応のないイベルメクチンとか、グルタチオンですか？　長尾クリニックはどれだけ金儲けが好きなんですか？　お金儲けを考えず、粛々とワクチンを打っている開業医たちのことをよく批判できますね？

長尾の回答

ワクチンを接種した翌日から著明な体調不良が生じ、社会生活や学校生活から脱落した状態が1ヵ月以上、なかには半年以上続いている人を「ワクチン後遺症」と僕は呼んでいるだけです。頭痛、胸痛、著明な易疲労感、記憶障害、歩行障害などの重篤例です。軽症例やなんとも言えない例は除外して、接種との因果関係が100%ある、と僕が判断した人をそう呼んでいます。

2022年2月現在、僕が診ているワクチン後遺症の人は63人います。全員が、他院で接種し、数軒ないし10軒程度の医療機関を受診して、「異常なし」と診断された人たちです。毎日全国からメール相談や受診希望がありますが、30分以内に来院できない人は全部お断りしています（クリニックのホームページにそう書いています）。

困っている人の話を聴き、僕が持っている数種類の武器を試しています。あの手、この手で治そうとしているだけです。それを面白く思わない医者がたくさんいるのは知っていますが、僕としては、困っている人を助けようと努めているだけで、医師として当たり前の行動だと思います。

なんのために己は医師になったのか？

困っている人を助けたいから。

これだけは初志貫徹しています。**だからネットの世界でなんと言われようが（忙しくて見てないけど）、仕方がないと諦めています。というわけで、3回目のワクチンは当院では打っていません。当院では2回打って1〜3ヵ月後に徐々に衰弱して旅立たれた人が3人もいたので、当然の判断だと思います。**

市内で3回目を打たない医者はたぶん僕だけなので、医師会から責められ、誹謗中傷の嵐ですが、仕方がないと諦めています。3回目の接種は意味がないと思います。なぜなら2回打とうが、3回打とうが、感染者が毎日いるからです。抗体上昇と感染予防や重症化予防の相関関係は証明されていないはずです。

また、イベルメクチンは患者さんご自身が買って飲んでいただいているもので、僕からは何も請求していませんし、医療費はゼロです。グルタチオン点滴はパーキンソン病などに対して従来から細々とやっていました。ワクチン後遺症に対しては一部の患者さんに3000円の自費診療で行っています。その2〜3倍以上の値段でやっているクリニックのことを聞いたので、それじゃ、受診しづらかろうと考え、この値段設定にしました。

ワクチン後遺症の診療は、お話を丁寧に伺ったうえにアドバイスするだけの人も多く、普通の診療の数倍は手間がかかります。ボランティアに近いものです。しかし困っている人が目の前に来たり、泣きつかれたりするので仕方なくやっているだけです。僕以外に診てくれる医師がいない、と泣かれたらやるしかありません。患者さんが自由意思で来ているだけのことで、通院の意味がないと思えば二度と来ないでしょう。僕が診た63人のなかには、回復された人や、どこか違う医療機関に移られた人もいると想像します。

正直、外来は大混雑なのでワクチン後遺症への対応のために通常診療に多大な支障を来しています。そんな現状を知らずに、ネットの世界ではお医者さんからいろいろと、心外なことを言われていると、親切な人が教えてくれます。そんな暇があるなら皆さんが診てくれたらいいのになあ、と思います。

2022年3月の出来事

3月8日 金子恭之総務大臣は、先月末までに対象となっていた高齢者などのうち、およそ7割の人が3回目のワクチン接種を終えたと発表。1日あたりの接種回数は、先月中旬に1日100万回の目標を実現したという。引き続き接種の実務を担う地方自治体への支援にあたる考えを示した。

3月16日 ファイザーは、65歳以上の高齢者に対し新型コロナワクチンの効果を維持するため4回目の接種を可能にするよう緊急使用の許可をアメリカFDA（食品医薬品局）に申請したと発表。

3月18日 新型コロナワクチンの副反応について検討する専門家部会で、5歳から11歳の子どもへの接種でも2人に副反応が疑われる症状があったと報告。いずれも症状は、すでに回復したか軽快しているということ。一方、18歳以上を対象に行われている3回目接種について、接種後に死亡した人が今月4日までに、ファイザーで51人、モデルナで32人と報告された。いずれも接種との因果関係は「評価できない」とした。

3月23日 厚労省は、新型コロナワクチン3回目接種について、接種が可能な年齢を現在の18歳以上から12歳以上に拡大する方針を決めた。3回目接種で「心筋炎」と診断されたケースは32件で、2回目の接種後より割合は低かった。ただし、12歳から15歳が接種した際の有効性については、今のところデータがないとした。

3月25日 後藤厚労大臣は記者会見で、塩野義製薬が開発するコロナの飲み薬について、薬事承認が行われることを前提に1000万人分を購入することで基本合意したと発表。また、薬事承認については「海外で承認がされているものではないことから『特例承認』と比べ慎重な審査が必要だ。早期実用化に向けて優先かつ迅速に審査を進め、安全性や有効性が確認された場合には速やかに承認し、必要量を供給したい。できるかぎりの国産治療薬の応援をしていきたい」と述べた。

3月31日 NHKが、「イベルメクチンを新型コロナウイルスの患者に投与しても、入院に至るリスクを下げる効果はなかった」とする臨床試験の結果を、ブラジルなどの研究グループが発表したと報道。

Q　2022年3月の質問

ワクチン後遺症のエビデンスが認められるときはくるのですか？

厚生労働省によると、ワクチン接種後の副反応との関連性が疑われる死亡事例は、今年1月23日の時点で1400件を超えたとのこと。一方、国は予防接種法に基づきワクチンの副反応などで死亡した場合、遺族に一時金4420万円と葬祭料約20万円が支払われる救済制度を設けています。しかし、新型コロナワクチン接種後死亡事例に関して、死亡一時金が支払われたケースは、未だ0件（2022年2月末時点）。これから、コロナワクチン死を国は認めていくのでしょうか？　さらに長尾先生が主張しているような、ワクチン後遺症のさまざまな症状を認めさせるのは相当難しいのではないでしょうか？

長尾の回答

今後、ワクチン接種後死亡の裁判が増えることでよう。そして最高裁までいくでしょう。つまり最終判決まで2~3年はかかる、困難な裁判が予想されます。水俣病や子宮頸がん（HPV）ワクチン後遺症の裁判（いずれも現在進行形）を振り返ると、とてつもない時間がかかっています。ましてや、新型コロナワクチン接種後死亡件数は、今までの薬害とは桁が違います。国はこれを認めると、ワクチン疑いの死亡者約1400人全員への補償どころか、その何十倍もいるであろう「重篤な後遺症」患者さんへの補償も求められることになるので、薬害訴訟としては歴史上最大になります。

ワクチン接種はあくまでも強制ではなく、「任意だった」と主張して逃げるつもりでしょう。だから、「努力義務」というおかしな言葉で国民を翻弄《ほんろう》させました。最低限、司法解剖がなされていないと、因果関係の証明はできません。本来は1400余人全員を司法解剖すべきだったのに、誰がどのようにしてそれを「隠蔽」したのか、という疑問も問われるべきでしょう。

僕は医師法21条違反だと思っています。

医師法21条　**医師は、死体又は妊娠4ヵ月以上の死産児を検案して異状があると認めたときは、24時間以内に所轄警察署に届け出なければならない。**

この時代に、三権分立を信じている人がいるのなら、残念ながら幻想です。政治家は、警察に指示をして逮捕状を握り潰すことができます。たとえば、伊藤詩織さん事件などは氷山の一角です。その意味では、日本においても長期政権はよくないですね。

2022年3月23日から全国有志医師の会は、ワクチン後遺症の症例検討会を始めます。いずれにせよ人類史上初のmRNAワクチンの人体実験の検証は、それを推進した医師の力でやるべきだと思います。逃げる医師が多いでしょうが、それは「義務」です。**そしてメディアで煽っていた医師達はA級戦犯として断罪されるべきだと思います。殺人罪です。**

「恐るべき者は政治家にあらず、
彼らは権力の阿従者なり」

――― 内村鑑三

2022年4月の出来事

4月1日 ドイツの製薬会社ビオンテックが2021年12月期連結決算を発表。純利益が前期比約677倍の102億9250万ユーロ（約1兆4000億円）だった。アメリカのファイザーと共同開発する新型コロナワクチンが業績を牽引。今後さらに需要拡大が見込まれている。

4月8日 岸田総理大臣は新型コロナワクチンの途上国への普及に向け、オンラインで開かれた首脳級会合で、ワクチンを分配する国際的枠組みに対し、追加で最大5億ドルを拠出する方針を表明。「われわれは、ワクチンという強力なツールを手にしたが、今なお世界には『ワクチン格差』が残されている。この感染症を真に克服するためにも、世界のあらゆる国や地域でワクチンへの公平なアクセスを確保し『誰の健康も取り残さない』ことが鍵となる」と述べた。

4月11日 厚労省はアストラゼネカの新型コロナワクチンについて、1億2000万回分を購入する契約をしていたが、今後接種が大幅に増える見込みがないなどとして4000万回分をキャンセルした。これまでおよそ20万回分を全国の自治体に配送済。キャンセル料については契約上、明らかにできないとした。残るおよそ8000万回分のうち4300万回分はすでに途上国を中心に海外に供与していて、さらに増やすことで各国と調整している。

4月15日 世界で優れた業績を挙げた研究者に贈られる「日本国際賞」の授賞式のため、カタリン・カリコ博士が来日。

4月19日 厚労省は、アメリカの製薬会社ノババックスが開発した新型コロナワクチンについて、18歳以上を対象に使用することを正式承認。国内で4種類目となるこのワクチンは、ファイザーやモデルナとは異なる仕組みで、厚労省はこれまでのワクチンでアレルギー反応が出た人なども接種できると想定。武田薬品工業が国内での生産や流通を手がけることになっており、今後1年間でおよそ1億5000万回分が日本政府に供給される契約となった。

4月20日 熊本県のワクチンメーカー、KMバイオロジクスが会見を開き、開発中のコロナワクチンについて、5歳未満の子どもが接種できるワクチンの臨床試験を今月から始めると発表。インフルエンザワクチンなどで使われている「不活化ワクチン」というタイプの新型コロナのワクチンの開発を進め、これまで18歳以上を対象に臨床試験を行っていたが、今後は、生後6ヵ月から18歳未満を対象にした、新たな臨床試験を行うとした。

2022年4月の質問

Q

ワクチン後遺症の行きつく先はエイズって、どういうことですか？

先日、東京・神保町での『記録映像 コロナワクチン後遺症』の上映会と長尾先生のトークショーに参加させていただいた者です。わからないことがあったので教えてください。

長尾先生は、コロナ後遺症の行きつく先はエイズ（ＡＩＤＳ）であるというお話をされたかと思います。本当かどうかわかりませんが、次のような情報もネットに出ています。

「3回目の（ワクチン）接種を受けた人は、エイズの検査を受けに行ってください。びっくりするような結果が出るかもしれません。そうしたら、政府を訴えてください」

「ワクチン接種を完全に終えたアメリカ人、オーストラリア人、イギリス人、カナダ人、ドイツ人が後天性免疫不全症候群を発症している」

これは、ＨＩＶを発見し、２００8年にはノーベル生理学・医学賞を受賞したフランスのウイルス学者、リュック・アントワーヌ・モンタニエ博士の発言のようです。そもそも申し訳ありませんが、先生の指摘する「エイズ」とは、どのような症状を想定していますか？　また、そうなった場合は、治療は不可能ということでしょうか？

長尾の回答

僕がお話ししているのは、いわゆるエイズウイルスのことではありません。免疫状態が極端に低下して感染症に弱くなっている状態のことです。エイズは、日本語では「後天性免疫不全」といいます。今までは、いわゆるエイズウイルスだけでしたが、今後はワクチンを何度も打った人も、「後天性免疫不全」になる人が出てくるというお話です。

エイズは、薬のおかげで死なない病気になりましたが、繰り返すコロナワクチン接種（Ｖ）によって引き起こされる免疫不全、つまりＶエイズ（ＶＡＩＤＳ）は、薬もありません。死に至り得る病態です。

mRNAタイプのコロナワクチンを打つと、コロナに対する抗体が一瞬、何十倍にも上がります。しかし生体全体としてそれはどんな衝撃なのか。強烈な新型ミサイルを打たれたのと同じことです。生まれてからずっと恒常性を維持していた免疫システムは、ビックリします。そして大きく乱れます。いずれは縮んで壊れていきます。

自然免疫の指標であるNK細胞活性は動物実験では3分の1となります。それを免疫システムが「浸食」されるという表現をします。免疫システムが、「浸食」→「萎縮」→「不全」という経過を辿《たど》るのです。ただし、ワクチンを打った人全員がそうなるわけではないでしょう。解毒できる体力のある人は大丈夫でしょう。たぶんね。しかし、解毒力が低下した虚弱高齢者など一部の人は、まるで、身体のなかが、激しい砲撃を受けたあとのウクライナの街並みのように、免疫システムが荒廃して機能を失ってしまうのです。

帯状疱疹や結核、誤嚥性肺炎の急激な増加は、コロナ禍のストレスが原因ではありません。ワクチンによって免疫状態が低下しているからです。心不全や自己免疫疾患の増加も同様です。

2021年の超過死亡7万人は、その証左かと思います。広義の「ワクチン死」も含まれているのでしょう。長尾クリニックで診ているワクチン後遺症患者さんは増え続けています。2022年4月5日時点で106人います。それ以外にも、因果関係が疑われる人がたくさんいます。国民の8~9割がワクチンを打ったからには、**今後の医療は、初診の患者さんの問診は、「ワクチン接種歴」を確認することから始めないといけません。**

その症状はワクチンのせいか、そうでないか?

そういう視点から眺めることから始めないといけません。つまり今回のワクチンキャンペーンは、医学における「診断学」を根底から変えてしまいました。医学・医療はEBMからVBM(ワクチン接種歴をベースとする医療)に変革しないといけません。

それなのに政府は、「イベント割りワクワクキャンペーン」なるものを始めるようです。

この軽薄あまりあるネーミングにワクチン後遺症の人は何を思うでしょうか? あまりにも無神経すぎて言葉もありません。ここまで国を潰しておいて、子どもの未来も奪っているのだから……。もはや、「亡国政治」そのものです。日本国は、コロナというウイルスよりも1万倍強毒な、「人間というウイルス」によって壊されようとしているのです。やっぱり、なんとか抵抗しないとね。目先のお得感で、いたずらに免疫を落とすことがありませんように。

2022年5月の出来事

5月5日 アメリカ製薬大手モデルナが2022年1～3月期決算を発表。純利益が前年同期比で約3倍の36億5700万ドル（約4700億円）となった。世界各国に新型コロナウイルス変異型「オミクロン株」の感染が広がるなか、コロナワクチン追加接種の需要を取り込んだ。同社は2022年秋頃供給開始を視野に次世代ワクチンの開発を進めており、今後のワクチン需要も根強いとの認識を示した。

5月6日 アメリカFDAは、ジョンソン・エンド・ジョンソン製の新型コロナワクチンの使用を制限する方針を発表。まれに深刻な血栓症を引き起こすリスクがあるという。一般に18歳以上にはファイザーかモデルナのワクチンを推奨し、ジョンソン・エンド・ジョンソンのワクチンはアレルギー反応があるなど健康上の理由や、それ以外の接種を拒否する人のみに認める。

5月12日 参議院厚労委員会新型コロナ対策でのマスクの着用について、立憲民主党の川田龍平議員は「子どもには感情の読み取り能力への影響や息苦しいため運動しなくなるといった弊害もある。これから夏に向かうなかで熱中症も心配だ。着用緩和をどう考えるのか」と質問。これに対し、岸田総理大臣は「基本的予防策としてマスク着用は極めて重要だ。最大限の警戒を維持しつつ、できるかぎり行動制限をせずに社会経済活動を回していきたいが、今の段階で緩和することは現実的ではない」と述べた。

5月13日 大阪府は、3回目接種のために確保したモデルナ製ワクチンのうち約1万回分を廃棄したと明らかにした。4月下旬で使用期限を迎えたためという。また、京都市も5月下旬に使用期限を迎えるモデルナ製ワクチン約8万回分を廃棄する見通しだと明らかにした。ファイザー製のほうが需要が多く、接種希望者が少なかったことが主な要因という。

5月19日 アメリカ政府のコロナ対策を主導してきたファウチ博士がNHKのインタビューに対し、今年の秋以降に感染が拡大する事態に備え、より幅広い年代の人にワクチンの追加接種が必要になるという見方を示した。

5月25日 新型コロナワクチン4回目接種が、60歳以上の人や18歳以上の基礎疾患のある人などを対象に開始される。接種間隔は3回目から5ヵ月で、ファイザーかモデルナのワクチンを使って医療機関で個別接種を受けられるほか、東京都などでは再び大規模接種会場も設けられた。

Q 2022年5月の質問

コロナワクチン接種後にヤコブ病になる人がいるって、本当ですか？

長尾先生が最近、コロナワクチン接種後に発症した「ヤコブ病」について、発信されているようですが、わからないことだらけなので、詳しく教えてください。ワクチン接種後のヤコブ病と、狂牛病は別の病気ですか？　同じですか？

長尾の回答

狂牛病は牛に起こったプリオン病のことで、ヤコブ病の一種です。つまり病気としては、同じです。人間のクロイツフェルト・ヤコブ病は脳に異常なタンパク質が沈着し神経細胞の機能が障害されるプリオン病の代表です。「感染する認知症」という別名もあり、年間200人程度が診断されている希少難病で、孤発例と遺伝病があるとされています。

僕はコロナになる以前、お一人、ヤコブ病の患者さんをお看取りまで診たことがあります。

今回、コロナワクチンを接種して間もなくヤコブ病を発症した人が日本に少なくとも3人いることがわかりました。お一人は、有志医師の会の知人の医師に、発症後の様子をビデオで見せていただきました。あとのお二人には、僕が直接、最近お会いしています。三人とも髄液の専門的分析で「ヤコブ病」との確定診断を受けています。

どうして新型コロナワクチン接種後にヤコブ病になるのかは、誰にもわかりません。コロナウイルスのスパイクタンパクには、「プリオン様モチーフ」が5つ含まれており、スパイクタンパクがプリオンとして働く可能性が指摘されています。mRNAワクチンのスパイクタンパクには、アミノ酸配列の置き換えがあり、より危険性があるかもしれません。ファイザー社のワクチンには、断片化したRNAも含まれており、注射後に細胞で翻訳された場合は、不完全なスパイクタンパクを生成して予測できない三次元構造の変化をもたらし、悪くすれば人体に悪影響を及ぼす特殊なタンパクとなる可能性があります。

プリオンは微量の摂取でも長い時間の末に「プリオン病」を発症することが知られており、将来的な不安要素になる可能性があると考えられています。

ワクチン後遺症ないしコロナワクチン症候群のなかで、ヤコブ病の発症は、「最重症型」であると僕は考えています。 ワクチンを打って3ヵ月で植物人間になり、半年で死ぬ病気になるなんて恐ろしいことです。その治療や予防に注目するのは当然です。その研究のなかで、ブラックボックスと言われるヤコブ病の病態や治療法の研究にヒントが生まれるかもしれないとも思っています。また、こんな重大な病気が惹起《じゃっき》されるのであれば、ワクチン接種作戦そのものを根本的に練り直さないといけない、医者ならば、そう考えるのは当然だと僕は思っています。

今、ワクチン・ヤコブ病だけでなく、血液製剤の輸血により発生するヤコブ病が出ないか気にしています。かつて狂牛病が流行ったとき、イギリスに滞在していた人はその後献血ができなかったのを知っていますか？　たった1日の滞在でも、献血禁止となったのです。

しかし今回はどうか。献血時にワクチン接種歴はチェックされませんし、献血された血液を輸血するときに、エイズや肝炎ウイルスと一緒にスパイクタンパクはチェックされていません。つまり、輸血によるヤコブが発生しないかを危惧しています。

そこで全国有志医師の会は次の嘆願書を、5月25日に、日本赤十字社、日本輸血・細胞治療学会、日本血液学会、日本赤十字看護学会、日本小児血液・がん学会、日本検査血液学会に送付しました。厚労省は受け取ってくれなかったようですが。

「核酸ワクチン接種者から供血された血液製剤の安全確保についての嘆願書」

全国有志医師の会　代表　藤沢明徳

謹啓　貴調査会におかれましては、益々ご発展のことと、お慶び申し上げます。

皆さまのご尽力により、国民の健康が日々守られていることに、深く敬意を表し、心より感謝致します。さて、RNAワクチン（mRNAワクチンを含む）接種者と、ウイルスベクターワクチン（アストラゼネカ社DNAワクチン）接種者からの献血が既に可能になっております。

核酸ワクチン接種者から供血された血液製剤についての安全確保をお願いいたしたく、不躾ながら私どもより嘆願書を送らせていただきました。

現在、新型コロナワクチンの臨床試験（第3相試験）は継続中であり、接種後長期の安全性データも得られていません。通常ならば治験の観察期間が終了するまでは献血できないはずが、mRNAワクチンもDNAワクチンも献血可能になっています。

新型コロナワクチン接種者の血液から作られた血液製剤に、ワクチン由来のスパイクタンパク、

ｍＲＮＡ、脂質ナノ粒子（ＬＮＰ）、ワクチンで産生される抗体が含まれており、添付資料の通り、受血者に健康被害を及ぼすことが危惧されます。

これらの成分は、量の多寡はあるもののすべての血液製剤に含まれます。

なかでも新鮮凍結血漿中に最も多く含まれていると考えられ、また、これら以外にもワクチン由来による未知の有害成分が含まれている可能性は排除できません。

つきましては、日本赤十字社で、献血血液中の、ワクチン由来のスパイクタンパク、ｍＲＮＡ、脂質ナノ粒子（ＬＮＰ）、ワクチンで産生される抗体を調べ、安全な血液製剤を供給してくださいますよう、お願い申し上げます。

大変恐れ入りますが、貴調査会におかれまして、この問題についてどのように考えているのか、また対策も含めて検討していることはあるのか、6月3日までにご回答をいただけますようよろしくお願い申し上げます。

謹白

2022年6月の出来事

6月7日 アメリカで2020年12月から2022年5月半ばまでに、合計8200万回分の新型コロナウイルスのワクチンが無駄に廃棄されていたことがわかった。政府が資金を投じて用意したワクチンの11％にあたる。重症者が減って接種需要が低下しているうえ、開封した日に使い切れずにそのまま処分対象になったワクチンが多いという。

6月9日 イギリスのアストラゼネカが新型コロナウイルスに感染した人の重症化予防に加え、事前に投与することで発症を防ぐ効果が期待される注射薬について、国に承認を求める申請を行ったと発表。2種類の抗体を注射で投与することで、感染した人の重症化を防ぐとともに、感染前に投与することで発症を防ぐ効果が期待されるとした。承認されれば、がんの治療で免疫の働きが低下し、ワクチンの効果が十分に得られない人などの発症予防のために使えるという。

6月17日 政府は新型コロナウイルス感染症対策本部を首相官邸で開き、新型コロナや新たな感染症の危機に備える対応方針を正式に決定した。米疾病対策センター（ＣＤＣ）をモデルとする新たな専門家組織「日本版ＣＤＣ」を新設する。管轄・連携する厚労省は医療・保健政策に集中できるように、食品や水道関連など生活衛生関係の組織を他省庁に移管する。また、首相直轄の「内閣感染症危機管理庁」を新設する方針も正式決定した。

6月22日 ファイザー日本法人は22日、新型コロナワクチン「コミナティ」について、5～11歳の小児向けに3回目接種の申請を厚生労働省に行ったと発表。

6月23日 日本ワクチン学会は、オーストラリアでインフルエンザの感染が拡大していることから、今年は日本でも流行するおそれがあるとして、インフルエンザのワクチンの接種を「強く推奨する」という見解を発表した。国内では新型コロナウイルスの感染拡大以降、過去2年間、インフルエンザが流行しておらず、抗体を持つ人の割合が低い年齢層もみられることなどから、インフルエンザが流行した場合、死亡者や重症者が増えることや新型コロナとの同時流行で医療への負荷が大きくなることが懸念されるという。65歳以上の高齢者や生後6ヵ月以上で5歳未満の乳幼児、それに妊婦や基礎疾患のある人などは特に接種を推奨するとした。

6月28日 アメリカFDAは、今後の追加接種に使う新型コロナワクチンについて、変異ウイルスのオミクロン株に対応したものを使うことを賛成多数で推奨。追加接種によって効果を高める必要があるとしたうえで、変異ウイルスに対応したワクチンが必要になる可能性を指摘。

2022年6月の質問

Q

塩野義の新薬「ゾコーバ」は、なぜ承認延期になったのですか？

今月中に承認されるといわれていた塩野義のコロナ新薬「ゾコーバ」は、なぜ承認延期になったのでしょうか？　自民党の大物A代議士の肝煎《きもい》りで、政府は100万人分（！）購入すると約束していたというのに？　塩野義はなんで、ハシゴを外されたのでしょうか？

長尾先生の知っているここだけの話、教えてください。そして……自民党イチ押しの塩野義さえNGというならば、興和さんのイベルメクチンの承認話など、もはや夢のまた夢ではないのですか？　どうなんでしょう？

○塩野義製薬のコロナ薬ゾコーバ、緊急承認の結論は先送り

厚生労働省は2022年6月22日、薬事・食品衛生審議会医薬品第二部会を開催。

新型コロナウイルス感染症（COVID-19）を対象に塩野義製薬が承認申請中の経口抗ウイルス薬「ゾコーバ錠」（エンシトレルビル）について、製造販売承認の可否などを審議した。審議の結果、「本日の議論を踏まえさらに慎重に議論を重ねる必要がある」として、次回、薬食審の分科会と医薬品第二部会の合同会議を開催しそこで緊急承認の可否を審議することにした。

塩野義はゾコーバについて、2022年2月に条件付き承認制度の適用を希望する製造販売承認申請を行ったが、5月施行の改正医薬品医療機器法（薬機法）で緊急承認制度が導入されたことを受け、5月末に緊急承認制度の適用を求める申請を行っていた。

COVID-19の感染は小康状態にあるとはいえ、感染拡大に転じたときに武器になる、経口抗ウイルス薬が求められている状況に変わりはない。国産抗ウイルス薬緊急承認の可否は、7月にも開催される薬食審分科会での審議を待つことになった。

『日経バイオテク』6月23日配信記事より抜粋

長尾の回答

まあ、長尾的には「妥当」な判断だと受け止めました。

あるいは、これがコロナワクチンやラゲブリオのような「特例承認」とゾコーバのような「緊急承認」の差であるかと。つまり前者は、「推薦入学」で、後者は「受験入学」であり、両者の差は歴然です。

そもそも日本はアメリカの植民地ですから、親分に「頼むわ」と言われたら、「NO」と言えない立場なのです。だから、アメリカ産はすべてフリーパスで、しかし国産薬となると、緊急承認といえども、二重盲検試験（RCT）のデータ、つまり入学試験を受けないと認可されない仕組みになっています。当然アメリカ産は、それは不要です。裏口入学もありです。

二重盲検試験とは、まずは被検者をクジ引きで実薬群と偽薬（プラセボ）群の、2つのグループに分けます。それが本物か偽薬かは、医者も患者も治験終了後のキーオープンまで誰もわからないという厳しい臨床試験です。併用薬も禁止です。

両群100例ずつあれば、臨床治験は成立するはずです。しかしそもそも、今のコロナ（オミクロン株）は風邪のように弱毒性で自然治癒傾向が強いものは放っておいても治ります。いくらいい薬であっても、軽症の病気では「有意差」が出にくいことは最初から予想されています。

さらに、治験を行う医療機関は、感染症指定病院など大病院がほとんどです。おそらく「発症後1週間以内に投与開始」、などの条件がついているのでしょうが、その治験に至るまでに開業医→PCR検査→保健所→病院→インフォームドコンセントなどで数日間経過した症例が多いのではと想像します。

また入院患者に投与するのであれば、確実に発症から数日以降になるのでしょう。でも、そもそも風邪のような病気であれば、数日後にはほとんど治っていますよね。塩野義さんの薬は抗ウイルス剤なので発症初期であるほど実力を発揮するはずです。だから、できれば発熱初日から投与できれば、薬の実力を評価しやすいでしょうが、それができないような治験体制になっているのです。

厚労省の臨床治験は大変厳しく、自宅待機者でも製薬会社が用意したタクシーで毎日、病院に連れていかれて採血などのチェックを行います。しかも、それはもしかしたら飴玉（偽薬）を飲まされているのかもしれないのです。そんなコワイ説明を聞いたら治験に参加してくれる人もあまりいないでしょう。そもそも現在は、すでに特例承認されたラゲブリオや抗体カクテルが当たり前のようにバンバン使われています。そちらで充分、と考える医師がほぼ全員でしょう。

そんな状況のなかで、塩野義さんの治験をやること自体、非常に困難を極めるのです。厚労省が嫌がらせをしているとか、外圧があるのでは、という答えを期待されているのかもしれませんが、それは私にはまったくわかりません。

しかしその前にとてつもないハードルがある……これが日本の薬事承認の大きな課題です。感染症の薬も血圧や糖尿の薬と同じようなプロセス（症状や副作用のチェック）が求められているのです。しかも二重盲検という形でしか承認されないのです。

本来は、長尾クリニックのような**「トレトレのコロナ」**をたくさん診ている医療機関で治験をやればいいのでしょう。1週間でできます。しかし国は、しょせん開業医なんか信用していないので、どうしても大きな病院での治験になります。チェック項目も非常に煩雑なので治験コーディネーターが常駐している大病院でしかできないことになります。**もし本当にその薬の実力を**

計りたかったらそんな大義名分よりも「実」をとるべきなのです。

しかし、残念ながら硬直化した薬事承認行政はそれを許しません。

実は、おたずねのイベルメクチンも興和さんが現在も治験中ですが、思うように症例が集まっていないのではないかと推察しています。

一応、2類相当の感染症にかかっただけでもパニックに陥っている人が未知の治療薬の治験に参加するだけでも大変です。そこで「承認されるのは塩野義か？　興和か？」と聞かれても、ご存じのようにイベルメクチンのネガティブキャンペーンが続いている現状では、興和さんは、塩野義さんよりもさらに不利ではないかと推測します。だから塩野義さんの薬が認可されなかったことで、正直、少し安心しました。有意差が出るのは、このシステムではどんな薬であっても難しいからです。特例承認されたアメリカの薬だって、日本国内の試験を受けたら合格するのは至難の業ではないのか。

以上をまとめると、現状の治験システムで真面目にやれば、国産のコロナ薬など、永遠に誕生しないのではないか、という話です。つまり、感染症治療薬の臨床治験ないし緊急承認のあり方を根本的に見直すべきだと思います。

コロナはもういいですが、今後、本当に恐ろしい感染症が次に入ってきたときに、「あなた、他の薬は一切飲んじゃダメで、飴玉かもしれないけども新薬の治験に参加しますか？」なんて治験システムを今後もやり続けるのですか？　という話です。

僕はこの問題点に触れようとしないメディアや政治家に大きな疑問を感じています。

自分の知る限りでは、こんなことを言っているのは僕だけではないか。日本は本当におめでたい国です。堕ちるところまで堕ちないと、エライ人は誰も本当のことを言わないのでしょうか。いや、堕ちても言わないかも……そもそも、医学界がこのような大きな矛盾にまったく気がついていないのですから、もう終わっていますよね。アメリカの犬です。

「正義の名のもとに、国家権力によって、
人々の上に振り下ろされた凶刃を、
僕の目の黒いうちに記録しておきたい」

――― 手塚治虫

2022年7月の出来事

7月4日 政府は、国内でコロナワクチン3回目の接種を受けた人は7847万4745人で全人口の62％になったと発表。1回目の接種を受けた人は合わせて1億374万7247人で全人口の81・9％、2回目の接種を終えた人は1億236万9412人で全人口の80・8％。

このうち、5歳から11歳の子どもを対象にした接種で、1回目を受けた人は137万6310人で全体の18・6％、2回目の接種を受けた人は126万3571人で全体の17・1％。

7月21日 新型コロナ感染拡大に伴い、政府は若い世代に3回目のワクチン接種を働きかけるとともに、接種率向上につなげるため、今月末が期限となる東京と大阪の自衛隊による大規模接種の期間を延長することを検討。現時点では行動制限は行わない方針で、3回目のワクチンの接種率が3割から5割台にとどまっている若い世代に対しSNSなども活用しながら接種の働きかけを続けるとした。

7月22日 厚労省はコロナワクチン4回目の接種について、現在60歳以上などに限定している対象者を、22日から医療従事者や介護職員などにも拡大することを決めた。具体的には18歳以上で、重症化リスクが高い人に接する機会が多い医師や看護師など医療従事者のほか、高齢者施設や障害者施設などで働く職員を新たに対象とし、その数は、医療従事者と介護職員だけで合わせて800万人に上る見込み。

7月25日 厚労省は新型コロナワクチン接種後に亡くなった90代の女性について、接種が原因で死亡した可能性が否定できないとして、法律に基づく死亡一時金を初めて支給することを決めた。遺族には死亡一時金として最大で4420万円、葬祭料として21万2000円が支給される。この女性が接種したワクチンの種類や接種回数などは明らかにしていない。女性は急性の心筋梗塞などを起こしていたということで、分科会が死亡診断書やカルテの記載などを踏まえて因果関係を判断した。これまでに850人が接種後にアナフィラキシーなどを起こして救済の認定を受けているが、死亡一時金が支払われるのは今回が初めて。

7月29日 厚労省は日本人の平均寿命は女性が87・57歳、男性が81・47歳だったと発表。2011年の東日本大震災の翌年から男女ともに9年連続で前の年を上回り続けていたが、いずれも10年ぶりに前の年を下回った。平均寿命が公表されている世界の国と地域の中では女性が1位、男性はスイスとノルウェーに次いで3位となった。

Q 2022年7月の質問

コロナ死の人の葬儀に心が痛みます

コロナ患者の葬儀についての質問です。

友人のお父様がコロナに感染して、施設から県立の大きな病院に入院しました。

その後1ヵ月くらいして亡くなったのですが、薄暗い駐車場のようなところで、友人の弟さん一人が、顔を見てお別れしたそうです。その後、コロナ患者専門の葬儀社が来て、直葬。それだけで30万くらいかかったそうです。病院からは、「死因はコロナ死」ということでいいですか？と聞かれたそうですが、とっさに「はい」としか言えなかったそうです。

結局、コロナということで入院費用は要らなかったのですが、お別れもできず、お葬式とは別に、30万の負担がかかりました。長尾先生が提唱される尊厳死どころではなく、最後はモノのように扱われて亡くなっていくコロナ感染者の方やご家族の気持ちを思うと、心が痛みます。未だにこのような葬儀が行われていることを知り、ショックでした。

テレビはなるだけ見ないようにしていますが、メディアでは、こうした問題を取り上げられていないのではないでしょうか？　コロナが5類になればこのようなことも解消されるのでしょうか？　それともまだ問題が残るのでしょうか？　変な質問かもしれませんが、現実として知らない方も多いと思います。

長尾の回答 A

おかしいですよね。「**さよならを言えない別れ**」。大切な人とのお別れさえも許されない現実。「**二人だけ、10分以内**」で会える、という勝手なルールは誰が決めたのでしょうか。

2年半も経った現在でも、こんな理不尽なことが行われている現実は、当事者にならないと知ることができません。時折ちゃんと報道しているのは、『報道特集』くらいでしょうか……。

メディアは、ワクチンを打たせるためにコロナの怖さを煽り、それを真に受けた葬儀業者はまだ恐れているのでしょうか。当たり前のことですが、死者は息をしていません。

息をしないということは、マスクをする必要もなく、当然飛沫が飛ぶこともないですから、最後のご対面をしても、感染リスクはゼロなのです。もちろん触っていただいても問題はない。心配なら手袋をすればいい。

それなのに、葬儀会社は病院と同様「コロナ特需」とばかり特別料金を設定しているのでしょうか。「尊厳」なんて言葉は忘れられて、そこにはお金しかない世界です。

最近、僕もある家族葬に立ち会いましたが、火葬場も含めた全費用は22万円とのことでした。それが葬儀もしない直葬で30万円とは、完全にボラれています。もしもその理由を聞けばこんな答えが返ってくるのでしょうか。

「遺体の搬送に感染予防で金がかかる」

「焼き場でそして骨拾いでも感染対策の費用がかかる」

「焼却炉の消毒代がかかる」

「スタッフに特殊手当を払わないといけない」などでしょうか。

ハッキリ言ってすべて不要だと思うのですが、感染症学会は絶対にそんなコメントは出しません。コロナを特殊なコワイ病気に祭り上げて暴利を貪っている集団ですから、「心配ない」なんてことは絶対に言いません。「一緒にコロナ利権を享受しましょう」ということです。

しかし、もしも感染症法上でインフルエンザと同じ5類になればそんなことはできません。5類になれば一挙に解決するのですが……。

僕は第1波のときから、「**これは5類にしないとたくさんの人が死ぬよ**」とメディアで何十回も主張してきましたが、未だそうなりません。実際、診断・治療の遅れや自宅放置でたくさんの人が亡くなりました。これは感染症法上での位置づけの間違いに起因しているので、「人災」そのものです。5類提案は、専門家も政治家も現在でも「現実的ではない」という判断を示しています。でも僕に言わせれば現行の「1類以上」こそが「現実的ではない」のです。

政治の不正を正すためにメディアが存在するのですが、今は政治の不正からお金をもらえるので、「忖度」しまくるメディアになり下がっているのです。せめて良心あるメディアだけでも、現実を報道してほしいのですが、誰も政治家と専門家の2年半にわたる暴挙を止めることができません。個人レベルだけでなく国レベルで大切なものがどんどん壊れていきます。

コロナ死による葬儀代の割り増しは、言うならば「差別」です。差別はよくないと言いながら普通に差別しています。弱者を助けないといけないと言いながら平気で弱者を踏みにじっています。おかしな世の中ですね。どうすればいいのでしょうね。僕は無力感でいっぱいです。

「本当に価値のあるものは、
野心や義務感からではなく、
人間に対する愛情や献身から生まれます」

―――アルベルト・アインシュタイン

2022年8月の出来事

8月1日 厚労省は、ワクチン接種に必要な手続きをデジタル化する方針。マイナンバーカードと健康保険証をひも付けた「マイナ保険証」を活用し、ワクチン接種の対象者かどうかを確認できるようにする。紙の接種券も不要にする。次なる感染症危機に備えて接種の迅速化をめざす。予防接種法などの改正案を今年秋の臨時国会にも提出する考え。

8月8日 ファイザーは、オミクロン株に対応した新型コロナウイルスのワクチンについて、厚労省に承認を求める申請を行った。対象は12歳以上で、オミクロン株対応のワクチンの承認申請は国内では初めてとなる。

8月10日 WHOは新型コロナウイルスの世界全体の状況について新たな報告書を発表した。それによると8月1日から8月7日までの1週間の新規感染者数は、世界全体で698万516人と前の週より3％増加。このうち日本は、149万6968人と、前の週と比べて9％増え、世界全体の新規感染者数のおよそ2割を占め、3週連続で世界で最も感染者が多くなった。

8月13日 男子テニスのノバク・ジョコビッチ（セルビア）が新型コロナワクチン未接種のため、

14日に開幕するウエスタン・アンド・サザン・オープンを欠場。アメリカへの入国が認められなかった。

8月30日 厚労省はファイザー製新型コロナワクチンについて、5歳から11歳までの子どもの3回目接種で使用することを正式に承認。同年代の3回目接種のワクチンが承認されるのは、国内では初めてとなる。大人と同様に2回目を打って以降少なくとも5ヵ月以上間隔を開けることとする方針で、接種を開始する時期などについて今後、議論を行う予定。

8月30日 厚労省は、コロナ重症化予防に加え、事前に投与することで発症を防ぐ効果が期待されるアストラゼネカの注射薬「抗体医薬」「エバシェルド筋注セット」について、使用を正式に承認。がん治療などで免疫が低下し、ワクチンの効果が十分に得られない人などに今後使用される予定。

8月31日 厚労省は専門家部会で、今シーズンのインフルエンザワクチンの供給量は、新型コロナとの同時流行が懸念されることなどから、過去最大となる予測を発表。既にメーカーに増産を要望していたということで、今シーズンは成人の量に換算して最大でおよそ7042万人分と、昨シーズンの使用量の5194万人分を大幅に上回り、過去最大の供給量となる見通し。

Q 2022年8月の質問

インフルエンザとコロナの同時流行はあり得る？ 同時接種は安全？

長尾先生のクリニックではもう、コロナワクチンは打たないそうですが、インフルエンザワクチン接種は変わらずにやられるのですよね？　長尾先生は「感染症の世界は、いわばヤクザの縄張り争いみたいなもので、ひとつのウイルスが流行すれば、他の疫病は流行らない」と発言されていた記憶があります。しかしここ最近のワイドショーでは、今年の冬はインフルエンザとコロナが同時流行する！　というようなことを言っています。そんなことはあり得るのですか？　その場合、インフルエンザとコロナを医者はどうやって見分けるのですか？

また、厚労省はこんなアナウンスを出しています。

〈新型コロナワクチンとインフルエンザワクチンとの同時接種は可能です。

ただしインフルエンザワクチン以外のワクチンは、新型コロナワクチンと同時に接種できません。互いに片方のワクチンを受けてから2週間後に接種できます〉

なぜインフルエンザワクチンとの同時接種は可能で、他のワクチンとの同時接種はだめなのでしょうか？　ちなみに長尾先生ご自身は、インフルエンザワクチンは打っていますか？　インフルエンザワクチンは、コロナワクチンと比べてどれくらい効果があるのでしょう？

長尾の回答

厚労省の言うことはまったく理解不能です。確か昨年も同じこと言っていましたよね。

当院では昨年（2021年）、一昨年（2020年）とインフルエンザ患者さんは2年連続ゼロでした。この夏は、インフルエンザ患者さんが二人いました。

インフルエンザとコロナは、検査をしないと、見た目だけではまったく区別がつきません。インフルエンザ＝5類、コロナ＝2類のままで冬に突入するのであれば、現場はさらに大混乱するでしょう。感染者の隔離期間や全数把握は緩和されても、5類のままでは混乱は必至です。

さてご質問の回答ですが、「コロナとインフルエンザだけは同時接種可能」の根拠はないのではないか。これはもう、毎年コロナワクチンを打たせたいがための「誘導」に過ぎません。

毎年、インフルエンザのワクチンを打つ人が多いので、「ついでに」コロナも打ってもらったら、「在庫処理」に好都合、という話だけではないでしょうか。

同時期に、ホワイトハウスの首席医療顧問を務めるファウチ博士は、「**新型コロナワクチンは、インフルエンザワクチンのように毎年接種するものになる可能性が高い**」と述べたとか。さらに、基礎疾患がある人などは引き続き、年に複数回の接種が必要だとも。もう溜息しか出ません。

ファウチ博士が言ったから、日本も同時接種を言い出した？　誰か別の根拠を御存じなら教えてください。あるいは、ワクチン接種後の不具合が出たときに、コロナワクチン後遺症かどうかわからないようにするための戦略なのでしょうか。今後毎年、コロナワクチンも受けさせるための「布石」でしょうか。

「ワクチンファシズム」はもう、異常です。

僕自身は、インフルエンザのワクチンを打ったことが一度もありません。なぜなら、内心「僕には不要」と思っているからです。打とうが打たまいが、かかる人がたくさんいるので、効果を実感できないことと、どうせ毎年、インフルエンザの人の咳や痰を顔面にいっぱい浴びているからです。延べ数千人？　だから、知らぬ間に免疫が鍛えられているに違いないという根拠不明な「自負」があるのです。今まで「打てばよかった」なんて思ったことは一度もありません。

日本のワクチン政策はもう無茶苦茶です。福島医大の坪倉正治教授が先頃、「食物アレルギーのある子どもがコロナワクチン接種したら半数がアレルギーが悪化した」という報告をされました。これは極めて重要な報告です。僕の経験では、キウイやパイナップルなどの果物アレルギーのある子ども（大人も）は絶対に打ってはいけません。打てば大変なことになります。騙されないでください。あなたの命を守れるのは、あなただけです。

2022年9月の出来事

9月6日 岸田総理大臣は記者団の取材に応じ、コロナ感染者の自宅などでの療養期間について、症状がある人は今の原則10日間から7日間に、無症状の人は検査で陰性が確認されることを条件に、7日間から5日間に短縮する方針を明らかにした。また、感染者の全数把握を見直し、報告の簡略化を26日から全国一律に移行する方針。

9月9日 厚労省の専門家分科会は、コロナワクチン接種後に亡くなった2人について、接種が原因で死亡した可能性が否定できないとして法律に基づく死亡一時金を支給することを決めた。一時金の支給が認められたのはこれで3人目。1人は91歳の男性。呼吸困難に陥る「間質性肺炎」が悪化し死亡、もう1人は72歳の男性。脳出血などを起こして死亡。尚、2例とも接種したワクチンの種類や接種回数などは明らかにしていない。

9月20日 オミクロン株に対応したワクチン接種が開始。接種対象となるのは従来のワクチンで2回目までを終えた12歳以上のすべての人で、前回の接種から少なくとも5ヵ月以上経過していることが条件。

9月22日 オミクロン株対応のワクチンの職域接種が来月24日の週から始まる見通しとなった。4回目を受けていない高齢者や医療従事者などから、自治体ごとの判断で10月半ばまでに順次対象が拡大される予定。

9月26日 日本の製薬メーカー、興和が記者会見を開き、軽症の新型コロナウイルス感染症（COVID-19）に対するイベルメクチンの有効性を検討した第3相臨床試験の結果、主要評価項目において有意な差は認められなかったことを報告した。

9月30日 北里大学がイベルメクチンの医師治験に関し、次のように発表をした。

〈新型コロナウイルス感染症（COVID-19）患者を対象として2020年8月から2021年10月まで実施した多施設共同プラセボ対象無作為化二重盲検医師主導治験（CORVETTE-1）の主要評価項目において、イベルメクチン単回投与群（200μg/kg）とプラセボ投与群との間に統計学的有意差を認めなかったことをお知らせいたします。本試験の詳細な結果につきましては、現在論文投稿中であることを併せてお知らせいたします。本試験にご協力いただきました患者様と医療関係者をはじめとした関係者の皆様に心よりお礼申し上げます〉

先に発表されたイベルメクチンの治験報告について、多くのご質問をいただきました。まとめてお答えします。

Q 2022年9月の質問

イベルメクチンの治験において有意差が出なかったという治験の結果について、ショックでしたか？ それとも、こういう結果に終わることも考えていましたか？

A **長尾の回答**

今年の前半、僕のクリニックに興和の方が来られて、治験をお願いされました。

しかしプロトコールがかなり複雑で、現実的でなかったので躊躇しました。するとその1ヵ月後に、興和さんから長尾クリニックが治験病院に入らなくなったとの連絡をいただきました。内部事情の詳細はわかりませんが、ホッとしました。というのも、僕のクリニックが治験医療機関に指定されても、1例も登録できなかったからです。一旦治験センターに連絡が必要で、その場ですぐ治療ができないからです。また、感染者に毎日採血したり観察のために来てもらったりすることは不可能だからです。それらを説明した段階で協力してくれる患者さんは誰もいないと思いました。

治験に関して、定期的に進捗状況は聞いていました。当初は、登録患者数は少なかったようです。しかし夏の第7波で患者数がぐっと伸びて、目標数をクリアできた、との連絡を受けました。そして8月下旬、興和さんがまた長尾クリニックに来られて面談しました。そのとき、興和さんは有意差が出ると思っていたようでした。僕は、「オミクロンでは出ないでしょう」と言いました。賭けではないけれども、ここで意見が明確に分かれました。

だから今回の結果を聞いたとき、僕自身は「ああ、やっぱり」と思いました。残念という想いが半分、当然だよねという気持ちが半分でした。

今回の発表は概要のプレスリリースだけですが、今後出る論文の「サブ解析」が楽しみです。細かな解析をすると「こんな人には効く傾向があるが、こんな人には効かない傾向がある」など、グループ別に詳細な分析結果が明らかになります。トータルで有意差がなくても、サブ解析で面白い傾向が見られることはいくらでもあります。ポジティヴでも、ネガティヴでも、サブ解析まできるのがＲＣＴ（ランダム化二重盲検試験）のいいところです。

僕が考える有意差の出なかった理由は、以下の４つです。

1　風邪と変わらないオミクロン株が対象。すなわち自然治癒傾向が強い風邪が対象疾患だからです。昨年（２０２１年）夏のデルタ株だったら出たかもしれません。

2　イベルメクチンの効果は症状発現からの日にちに比例して下がります。発熱初日からだと効果は９割ですが、３日後に服用開始すると激減します。今回のプロトコールに従うと発熱から３〜４日目から投与開始なので遅すぎです。治った頃に飲んでも差は出ません。

3　毎日、検査のために来院できる人が対象ですが、そんな人は極めて軽症です。

4　それでも万人単位でやれば差が出るかもしれません。でもそれは物理的に無理です。

いずれにせよ、今回の治験条件では「統計学的に優位な差が出ない」ほうが自然です。しかし今回の臨床治験は世界中に60以上ある臨床治験の一つにすぎません。その95％は「有意差あり」なので、「有効である」というメタ解析に影響は、ほとんどないと思います。ここが塩野義のゾコーバの治験と根本的に異なる点です。

治験で有意差が出なかった＝禁止、と誤解している人がおられるようですが、あくまで「今回のプロトコールでは効果に有意差が見出せなかった」ということで、それ以上でもそれ以下でもありません。皆さん気がついていませんが、今回、安全性が担保されたことは大きな収穫です。

多くの医師が「危険な薬」だと誤解していますが、そうではないことが今回の治験で明らかになりました。地球規模では数億人が飲んで安全だったので検証済みでしたが、日本人において改めて先発品で安全性の担保がなされたことは大きいです。

感染症治療薬においては安全性が特に大切です。ワクチンのように2万人も死ぬ薬とは、天と地くらい大きな差です。市販されている風邪薬は安全性だけで認可されています。サプリメントも同じです。それらは今回のようなRCTによる臨床治験はやっていません。

「薬かどうかはわからないけども、少なくとも害はない」の一点だけで売ることが許可されています。イベルメクチンは今回、保険適応を目指したけれど、それを満たす結果には至らなかった、だけです。だから、「飲んではいけない」とはなりません。世の中に無数にあるサプリと同じレベルの立ち位置です。

2022年9月の質問

Q

コロナワクチン後遺症に、イベルメクチンが効果的と考えているのは、長尾先生のほかにもいますか？

A

長尾の回答

日本では数人〜10数人程度ではないでしょうか。今回の結果でさらに減るかもしれませんね。僕の経験では、コロナ患者：9割有効、コロナ後遺症：8割有効（すべてジェネリック）、ワクチン後遺症：6割有効（すべてジェネリック）というところでしょうか。

それ以外に、イベルメクチンの予防投与も「有効」と言われていますが、僕自身が予防投与をすることは一切ないのでわかりません。僕は、まだまだ臨床研究をやります。

今回の治験結果は仕方がないと受け止めています。大村智先生はじめ北里大学の先生方と直接情報交換していることが大きなモチベーションになっています。また海外の同志とも情報交換を行っていきます。僕はイベルメクチンに、コロナ以外にも、たくさんの可能性を感じています。

最後に、イベルメクチンの今後に関する僕の夢を一言。

僕は「日本におけるイベルメクチンの実態調査」を、アンケート形式で第三者の統計会社に委託してやりたいと思っています。この2年半の間にイベルメクチンを1回でも飲んだ日本人は数万人以上いたのではないか。

その目的は、「予防」「感染治療」「コロナ後遺症治療」「ワクチン後遺症治療」「その他（視力低下や原因不明の倦怠感など）治療」の5つに分けられます。

それぞれに経過や効果をアンケート形式で回答してもらう「調査」です。これは比較対象がないし、「後ろ向き研究」なので、ちゃんとやれたとしてもエビデンスレベルは低いです。

しかし、これからやれることはこれしかないと考えています。これをやる人は僕以外にいないでしょう。製薬会社は絶対にやりません。

2022年10月の出来事

10月2日　厚労省は、アストラゼネカ社のコロナワクチンについて有効期限を迎えたため、国内での接種を終了すると発表。同社とは2020年12月に1億2000万回分を購入する契約を交わし、国内での接種を進めてきたが、接種後、まれに血栓が生じるおそれがあるとされ、2021年8月、接種の対象を原則40歳以上に限定したこともあり、接種回数は9月末までおよそ12万回にとどまった。供給された同社のワクチン5770万回分のうち、自治体に配送されたのはおよそ20万回分にとどまり、海外に無償で供与したのがおよそ4400万回分で、残りの1350万回分は廃棄したという。

10月14日　日本の製薬メーカー富士フィルムはコロナ治療薬として承認申請が行われている「アビガン」について、治験の結果、重症化を抑える効果が確認できなかったとして、開発を中止、承認申請を取り下げると発表。

10月14日　インドなど新興国で、鼻の中に噴霧して接種する「経鼻ワクチン」が広がり始めたと報道。喉や鼻の粘膜の免疫を高めて感染を防ぐ効果が期待されている。注射針が不要で投与しやすく、医療環境の乏しい発展途上国に適するとのこと。

10月19日 厚労省の専門家部会は、オミクロン株対応ワクチンの3回目以降の接種について、これまで前回の接種から少なくとも5ヵ月以上としていた間隔を3ヵ月に短縮する。欧米の多くの国では2ヵ月もしくは3ヵ月と定めていて、日本でも短縮するべきだという意見が上がっていた。

10月24日 生後6ヵ月から4歳までの子どもを対象にしたコロナワクチンの自治体への配送が開始。今年7月にファイザー社から同年代の子どもを対象にしたワクチンの承認の申請が行われ、今月、厚生労働省が承認したもの。有効成分量が大人のワクチンの10分の1で、3回の接種が必要とされ、3週間開けて2回目を接種したあと、少なくとも8週間開けて3回目を接種するとしている。

10月27日 新型コロナウイルスの次の感染拡大「第8波」の見通しについて、京都大学の西浦博教授は来年2月までに800万人程度が感染する一方、ワクチンの接種が順調に進めば感染者数を3割近く減らすことができるとするシミュレーションの結果を示した。

2022年10月の質問

Q

大流行中の帯状疱疹。ワクチン打ったほうがいいですか？

72歳男性です。帯状疱疹が異常に増加しているようですね。長尾先生の周囲ではどうですか？私が通う内科クリニックの医師が、行くたび「帯状疱疹ワクチンを打て」とうるさいです。ちなみに私は、長尾先生の『ひとりも死なせへん2』を読んだので、コロナワクチンは2回で打ち止めとしました。でも、帯状疱疹ワクチンは、ｍＲＮＡワクチンでないし高齢者は打つべきだと主治医に何度も言われると、打ったほうがいいのかなあという気もして迷ってしまいます。

長尾先生は、「反ワク」と巷で呼ばれているようですが、帯状疱疹ワクチンについてはどういうお考えでしょうか？　他に高齢者が打っておいたほうがいいワクチン、打たなくてもいいワクチンについて教えてください。

長尾の回答

この夏から、テレビコマーシャルや新聞広告でやたらと帯状疱疹ワクチンの広告を見かけるようになりました。思わず「火事場泥棒」という言葉が頭に浮かびました。

コロナワクチン接種者は、2ヵ月以内に帯状疱疹になるリスクが1・8倍に上がることがわかっています。どこの皮膚科クリニックも、かつて経験したことがない数の帯状疱疹患者で溢れています。それを抑えるために、シングリックスという不活化ワクチンを2回打ちましょう、50歳以上は必ず打ちましょう、という**「帯状疱疹ワクチン打て打てドンドンキャンペーン」が真っ盛りです。**この打て打てキャンペーン中の帯状疱疹ワクチンは、2回打ちます。医療費が1万円近くかかるので、医療費助成をしている自治体もあります。コロナワクチンと違い、遺伝子ワクチンではありません。だから後遺症は局所の腫れなどが主で、コロナワクチン後遺症のような重篤な副反応の心配は少ないと思います。

しかしですね。よーく考えてください。

本来、帯状疱疹は新たな感染ではなく、子どもの頃の水痘（水ぼうそう）が脊髄《せきずい》神経の奥に何十年も潜んでいて、免疫能が低下したときに表に出て水泡を形成するものです。

これは医学的には、水痘ウイルスのIgG抗体です。血液検査でわかります。ほとんどの人が小児期に水痘感染か水痘ワクチンを接種しているので終生免疫を持っています。

保持している抗体をさらに今回の高価なワクチンを2回打って備えましょう、というのが今回のキャンペーンの趣旨です。初めて入ってくるウイルスに備えるのではなく、内在するウイルスの再燃を抑えよう、という趣旨のようです。

そもそも、**コロナワクチンを打つから免疫能が下がる**のです。

「コロナ怖い怖い病」になるから免疫能が下がるのです。それにより増えるのは帯状疱疹だけでなく、I型ヘルペスや結核などの内在ウイルスや細菌の再興が起こります。

だから、コロナワクチンを打たなければいいだけです。極めて単純です。僕は「反ワク」ではなく、患者さんの利益のために言っているだけです。そもそも終生免疫を持っているのに、また打つのですよ？　2回もね。正直「はー、よくわかりませんけど……」という感じです。冒頭に書いたようにドサクサ紛れの詐欺商法のようにしか思えません。

免疫能低下を防ぐ方法は、

1　コロナワクチンを今後打たない

2　屋外で歩行などのこまめな運動をする

3　ストレスとうまく付き合う

この3つをまず実行すること。僕のクリニックには、帯状疱疹ワクチンを2回打った2週間後に帯状疱疹を発症して「騙された」と怒っている患者さんが飛び込んできました。そのとき、「帯状疱疹ワクチンはあまり効かないか、もしかしたらそれにより帯状疱疹が出たか」、と思いました。また、（これには僕も驚きましたが）、高知大学の皮膚科の佐野栄紀教授が、1ヵ月前に衝撃的な論文を出しました。**帯状疱疹の水泡内にスパイクタンパクを発見したというのです**。その患者さんはコロナワクチン接種後なので、ワクチンのmRNAから作られたスパイクタンパクが水泡のなかにいたのです。そう、コロナワクチンで直接的に帯状疱疹になるということです。

従来の帯状疱疹治療薬（抗ウイルス薬）を飲んでも帯状疱疹が治らない、という患者さんが2

人ほどいました。2人ともイベルメクチンの提案をして飲んだらウソのようにすぐに治り喜ばれました。なんてこった、です。

現場には、普通では考えられないことが次々と起こります。その度に小さな発見をさせていただいています。以上のことより、帯状疱疹ワクチンは打つ必要はないと思います。何よりも、コロナワクチンを打たないことが帯状疱疹の予防法です。火事場泥棒に騙されないようにしてください。

そしてインフルエンザや肺炎球菌ワクチンについては「打ちたい人だけ打てばいい」です。どなたも「ワクチン疲れ」をしているので、少なくともこの秋はややこしいものは打たないでおこう、という選択をする人がたくさんいます。それでいいのでは、と思っています。

僕自身、大人になってから打ったワクチンは25歳のときに大阪大学病院で打たれた「B型肝炎ワクチン」と今回のコロナワクチン2回、だけです。インフルエンザワクチンは、一度も打ったことがありません。ただし「打たないと怖くてストレスが溜まる、怖くてたまらない」という人には、「ほなら、打ちなはれ」とアドバイスすることもありました。

「メディアは支配者（資本）の
広報係として重視され管理されている。
決して大衆側の味方ではない」

――― ノーム・チョムスキー

2022年11月の出来事

11月3日 ファイザーとビオンテックは、新型コロナとインフルエンザの両方に効果がある混合ワクチンについて、アメリカで臨床試験を開始したと発表。混合ワクチンは、4つの異なるタイプのインフルエンザウイルスに対応するワクチンと、新型コロナウイルスのオミクロン株「BA.5」などに対応するワクチンを組み合わせたもの。モデルナやノババックスも、混合ワクチンの開発を進めているという。

11月11日 デジタル庁は、国が運用する新型コロナウイルスの接触確認アプリ「COCOA」について、利用者に対してアプリの機能の削除を求めた。その上で、利用者の同意を得て、感染者と接触した過去のデータなどを収集し、今後の感染症対策に活用するとのこと。

11月14日 中国南部で、厳しいゼロコロナ対策に対して住民の抗議活動が起きた。香港メディアによれば、大規模な抗議活動が起きたのは広東省広州の海珠区。ロイター通信が配信した映像では14日夜、大勢の住民が、外出を制限するためのバリケードをなぎ倒しながら「封鎖を解除しろ」などと抗議の声を上げる様子が映された。

11月21日　磯崎官房副長官は記者会見で、新型コロナとインフルエンザのワクチンの同時接種について「推奨しているということはないが、厚生労働省の審議会で安全性と有効性を議論いただき、実施可能としている」と述べた。

11月22日　厚労省の専門家会議は、塩野義製薬が開発した新型コロナの飲み薬「ゾコーバ」について承認。国内製薬会社が開発した初めての飲み薬となった。今年2月に使用の承認が申請された後、「緊急承認」制度で審議されたが、有効性についての判断が見送られて継続審議となっていた。塩野義製薬はその後、最終段階の治験の結果を新たに提出していた。

11月23日　アメリカ政府の首席医療顧問でコロナ対策にあたってきたファウチ博士が、来月退任を前にホワイトハウスで最後の記者会見に臨んだ。ワクチン接種や科学的な根拠に基づいた情報発信の重要性を重ねて訴え、「社会的な分断やイデオロギーの違いから、ワクチンを打たない人を見るのは医師として心が痛む。私はコロナに感染したり、亡くなったりする人を誰も見たくない」と述べた。

Q
2022年11月の質問

ここにきてゾコーバ緊急承認。ゾコーバにできて、イベルメクチンにできなかったこととは？

塩野義のゾコーバが緊急承認されましたね。テレビのワイドショーのコメンテーターたちは、「国産の薬が使用できるのはよいこと」なんて言っていましたが。

2022年7月に緊急承認見送りだったこの薬。イベルメクチンと同じタイミングで治験をしたはずなのに、有意差が認められたのはどうしてですか？　そして先生は今後、コロナ患者さんにゾコーバを使う予定はありますか？

長尾の回答

塩野義製薬は感染症治療薬、つまり抗生物質や抗ウイルス剤の開発に昔から力を入れていて、大きな実績を誇っている会社です。創業140年の老舗ですからね。

僕自身もコロナ禍になる前から、塩野義さんの抗生物質や抗ウイルス薬をたくさん使ってきました。抗生物質のSHIONOGIです、と看板を掲げているほどです。

だから、当然ながらゾコーバに関しても治験がとても上手です。手慣れています。

ちなみにインフルエンザ治療薬のタミフルも今回のゾコーバと同様、「発熱などの諸症状を8日から7日へ1日早く改善させる」薬です。**たった1日発熱期間に有意差が出た……それをメディアは、「特効薬」という呼び方をするのです。**そう、たった「1日短縮」でも統計学的に有意差が出れば保険薬として承認されます。それだけでも一点突破できるのです。「1日くらいどうでもいい」と思われるかもしれませんが、たとえ1日でも、いや1時間でも早く症状を改善させるものを「お薬」と呼んでいます。

イベルメクチンの治験が失敗し、塩野義の治験が上手くいった理由を僕なりに、想像を交えながら書いてみます。

1 対象者の違い

ゾコーバはオミクロン株の軽症患者だけでなく中等症患者も治験対象をしたことが最大の勝因でしょう。もともとウイルスが弱毒化しているので症状が重い患者さんを対象にした方が、有意差が出やすいからです。だから、軽症患者が多いなかでも、中等症患者も含めるとより有意差が出やすくなるのです。ちなみにイベルメクチンはオミクロン株の軽症患者だけが対象でした。

2 往診しての治験？

この情報の真偽は自信がありませんが、聞いた話です。

イベルメクチンの場合は、感染者に毎日、タクシーなどで通院させて診察と検査を行うという治験でした。しかし、ゾコーバは医療従事者が患者宅に往診をしていたと聞きました。そりゃ、往診してくれる治験のほうが楽だし安心ですよね。この話を聞いたとき、塩野義さんは流石だなあと感心しました。考えてみれば、感染症法で自宅待機を命じられている患者を通院させるという治験プロトコールは、それ自体がおかしいですね。往診治験は自然な発想です。そもそも興和さんはこれまで感染症薬は持っておらず、今回が初めての治験だったようです。経験値による差は、あったと想像します。

3　嫌われイベル

イベルメクチンは武漢株、デルタ株、オミクロン株でも発熱当日に飲めば効きすぎるくらい効きます。しかし興和の治験プロトコールのように、数日経ってから飲んでも効果は発揮できません。発熱初日に飲めたならばオミクロンでも有意差は出たのではないかと思います。

いずれにせよ、イベルメクチンは効きすぎるのが難点（？）です。ワクチンの存在が危うくなるからこそ、ワクチンの「敵」とされてしまいとにかく睨まれます。なんとしても殺されてしまいます。これは世界共通の現象です。

つまりイベルメクチンは、これでもか、とネガティブキャンペーンをしないといけないくらい最強なのです。しかし、情報統制さえすれば、イベルメクチンを殺すのは簡単です。

日本において仮に有意差が出ても、メガファーマから日本政府になんらかの圧力がかかった可能性があります。僕は、そんな嫌われイベルが不憫《ふびん》でなりません。

……そんななか、政府は「治療薬ができたら5類へ」と、遅ればせながら「5類への道」を探っていたのでしょう。

世界レベルでは、日本がガラパゴス化していることに気がついてはいるのです。でももう多額のお金を使って買っちゃったワクチンは捨てるわけにはいかないので、誰でもいいから打たなくては！　そんなジレンマのなか、なんとかして年内でコロナ騒ぎを終わらせないといよいよ経済がヤバすぎ、というタイミングに追い込まれていました。

そこに飛び込んできたのが「ゾコーバの有意差あり」というニュースでした。まさに「渡りに船」という形で保険適応になったのではないでしょうか。

これを書いているあいだに、台湾ではコロナ政策の批判から与党が大敗、蔡英文の辞任を求めるデモが、上海では、コロナ対策批判で習近平辞任を求める大規模デモが起きました。

いやはや日本は……これからどうなるのでしょうね。

「地球上で最大の権力を持つ組織はメディアだ。
奴らは無実の者に罪を着せ、
罪深き者を無実にする力を持つ」

――― マルコム・X

２０２２年12月の出来事

12月8日 厚労省の専門家部会は、モデルナのワクチンについて3回目以降の追加接種ができる対象年齢を18歳以上から12歳以上に引き下げると発表。

12月12日 厚労省の専門家部会は、コロナワクチン接種後に死亡した26歳女性について、死亡一時金の請求を認めた。接種後に小脳出血、くも膜下出血になり、接種と死亡の因果関係は否定できないと評価された。女性に出血と関連する基礎疾患などはなかった。接種の時期、ワクチンの種類などは明らかにしていない。他、74～95歳の男女４人についても死亡一時金の請求を認めた。コロナワクチン接種後の死亡例について救済を認めたのは計15人になった。遺族には、予防接種法に基づき死亡一時金４４２０万円と葬祭料21万２０００円が支払われる。

12月13日 厚労省は新型コロナワクチンの公費負担について専門家を交えた議論を始めた。リスク評価や接種状況をふまえ、来春以降で有料化する時期を見極める。

12月13日 厚労省は、先月に使用が緊急承認された飲み薬「ゾコーバ」について、15日から都道府県が選定した医療機関でも処方できるようにすると発表。

12月15日　コロナに感染して亡くなった人の遺体の搬送や葬儀などについて、厚労省と経産省は2020年7月にまとめたガイドラインの見直し案を発表。具体的な変更内容は以下の通り。

＊遺体は「納体袋」で包み↓遺体から一定の対策をとれば「納体袋」は必要ない。

＊遺体に触れることは控える↓「遺体に触れることは控える」という表現を削除し、触れた場合は適切に手を洗うよう求める。

＊濃厚接触者の参列については無症状の場合でもオンラインを活用するなど対面を避ける↓濃厚接触者は基本的な感染対策をとれば葬儀や火葬に参列できる。

12月28日　厚労省の専門家会合は、全国のコロナ感染者の死者数がこの日、415人と過去最多になったことを受け、今後のさらなる増加に懸念を示した。年末年始の接触機会の増加などの影響に注意が必要だとしている。一方、新型コロナの感染症法上の位置づけを季節性インフルエンザなどと同じ「5類」に見直した場合、どのような影響が出るかについての見解案をまとめた。

2022年12月の質問

Q

ワクチン接種後に急激に進行……ターボ癌はありますか？

看護師をしております。私は愛媛の人間なので、地元の有名人で元アイドルだった高見知佳《たかみちか》さんの突然の死亡にショックを受けています。まだ60歳でこの夏は選挙に出ていて元気に街を飛び回っていたのを見かけました。とても病人には見えませんでした。

それが、先月11月に腹痛を訴えて病院に行って検査を受けたら卵巣がんが見つかって、すでに肺などの多臓器転移が発覚。それから1ヵ月あまりで亡くなるなんて、いくらなんでも、ちょっと急すぎると思います。次の選挙の準備をするほどお元気だったというのに。

訃報が流れた当初、地元のテレビ局が、「ワクチン接種後に体調不良を訴えていました」と報道していたのに、そのツイートがすぐに削除されていたのも気になります。誰がそんな削除指示を出しているのでしょう？　高見さんだけでなく、私の勤務する市民病院でも、ここ1年くらいで、子宮がんや卵巣がんの人、あと、原発不明がんの患者さんが増えたり、お元気だった患者さんが、突如進行するケースに何度か立ち合いました。

だけど、うちの病院のドクターは、**「がんは、ワクチン接種前から患者さんにあったのだから、ワクチンとがんは無関係。コロナ禍でがん検診を怠っていた人たちが、早期発見できなくて、進行した状態になってから病院に来て命を落としているのだ」**と言っています。でも、うちの病院でもがん患者さんにコロナワクチンを打っているわけですから、口が裂けてもターボ癌だなんて言えないですよね？　だって訴訟問題になるかもしれないじゃないですか。長尾先生はターボ癌についていて、どこまで情報をお持ちですか？

長尾の回答

A

僕は、ターボ癌はある、と思っています。僕も、親しい人が、高見知佳さんと同様にたった2ヵ月間の急激な経過で亡くなったからです。肝臓がんでした。

その方は、「ワクチン後遺症ではないか」と突然の体調不良を訴えて僕のところに来ました。しかし珍しく僕が一人目の医師だったので（他の人は、他の医者に門前払いをされてから僕のところに辿りつくことがほとんどです）、僕が、さまざまな検査をしてその場で、「末期の肝臓がん」と判明しました。そして、あっという間に亡くなりました。あるいは、ワクチン接種後に帯状疱疹が治らずに、検査を受けたらがんが見つかったという方も知っています。「最近、がんが増えている」と仰る医師は何人もいます。「体調不良でやってきた人が、いきなりステージ4の診断」というケースも。ターボ癌は、コロナ禍以降、（僕の記憶では）ドイツの医師団が名づけた新語です。日本の医師の多くはまだこの言葉を知りません。というか、わざと知らないふりをしているようにも思えます。

ワクチンを数回打つと免疫能は低下します。結核、梅毒、帯状疱疹などの増加は免疫能の低下の結果です。同様に、**「がん免疫」も低下します。がん細胞もその周囲に集まっている、NK細胞などのリンパ球による自然免疫と「動的平衡状態」にあります。**

しかしがん免疫が低下すれば、がんは急激に大きくなります。反対に、がん患者に笑い療法を行うとNK細胞活性が上がることが証明されています（大阪国際がんセンターが吉本興業とコラボしてそんな研究をしています）。

しかし、ターボ癌の存在を証明することには課題があります。

なぜなら、がんの進行様式は実に多彩であるため、ワクチン接種との因果関係を示すことは、動物実験か疫学研究かどちらかが必要なのですが、そんな研究はできないからです。ラットにがんを植えつけて、ワクチンを数回打つグループと打たないグループでがんの大きさの変化を比較すればいいじゃないか……と思った人もいるでしょう。

しかし「ワクチンを調べてはいけない」「ワクチンを使って動物実験してはいけない」という契約書に、日本政府は、昨年（2021年）2月14日に調印しているので、動物実験は国内ではできません。もしも動物実験をすれば、日本政府がファイザー社に莫大な賠償金を払う契約になっ

ているそうです。つまり基礎研究者にワクチンを渡すことができないのです。もしもそれができるなら、僕が最近懸念している、ワクチン接種でのヤコブ病（プリオンの異常凝集）が起きるかどうかも簡単に調べられます。

一方、疫学研究でターボ癌を証明するにはどうすればいいのか。そのためには、「がん登録制度」と、「ワクチン接種歴（バース）」を突合して、経過を追跡調査すればいいだけです。

しかし、医療部門が縦割りなのでこちらも不可能です。政府はターボ癌が証明されたら当然責められるので（大変なことになります）、許可するはずがありません。

だから、証明は極めて困難であると想像します。仮にターボ癌を1万例集めて発表しても、「進行が早いがんは、いくらでもあるからね……」で終わりです。がん専門医は、がんの治療をするのみで、ワクチンへの疑問を呈する人は皆無です。

というわけで、ターボ癌は数年たっても仮説のままになる可能性が大きいとみています。だから僕は心の中で思っていても、表立っては言わないようにしています。だけどとうとう、本音を書いてしまいました。

しかし、素人の推測とプロの評価はまったくの別物であることを知ってください。

「悪魔の見事な狡猾さは、
悪魔はいないと信じ込ませることだ」

――― シャルル・ボードレール

2022年 大晦日に記す

大晦日に一人これを書いています。

皆さんはどんな年末年始をお過ごしですか。僕も穏やかに大好きな紅白を見て、初詣をして、普通のお正月を過ごしたいと願っています。でもそのあいだもきっと、コロナの相談、ワクチン後遺症の相談の電話は鳴りやまないでしょうね。今夜は酒を呑みながら電話対応となると思うけれど、どうかお許しを。

あっという間の一年でした。心底この国に絶望した一年でもあります。このそこはかとない絶望は、ワクチンファシズム、いや、ファシズム全体の入り口に立たされたことの実感なのかもしれません。

「ファシズムの初期症状」なるものをご存じでしょうか？

アメリカ・ワシントンＤＣにあるホロコースト記念博物館に掲げられているものです。

この博物館は1993年に開設されたもので、民間の寄付で賄っている博物館です。
ここに、「ファシズムの初期症状」として、具体的に、14の症候が掲げられています。

〜ファシズムの初期症状〜

1）強情なナショナリズム　↓（長尾流に今年を表せば）打て打てどんどん
2）人権の軽視　↓（同）ワクチン差別
3）団結のための敵国づくり　↓（同）陰謀論の横行
4）軍事の優先　↓（同）軍事予算爆上がり
5）性差別の横行　↓（同）増える女性の自殺者
6）マスメディアのコントロール↓（同）ワクチン後遺症、イベルメクチンは放送禁止
7）国家安全保障への執念　↓（同）外国人差別
8）宗教と政治の癒着　↓（同）統一教会
9）企業の保護　↓（同）製薬会社と病院は大黒字！

10）労働者の抑圧　　　　　　　　↓（同）ワクチン差別により会社に行けない人が急増
11）学問と芸術の軽視　　　　　　↓（同）ワクチン後遺症言論の弾圧
12）犯罪と厳罰化の執着　　　　　↓（同）マイナンバーカードで人々監視
13）身びいきの横行と腐敗　　　　↓（同）日本医師会！
14）不正な選挙　　　　　　　　　↓（同）怖くてこれ以上は言いません……。

こうしてみると、見事にファシズムの初期症状が全部集まった２０２２年でした。そして最近、いろいろな人から「長尾先生、どうか命を大切に」と言われます。ワクチンに反対の声を上げたら殺されますよ、多くの人にそう注意をされるようになってしまいました。

ところで、母里啓子《もりひろこ》さんという人を知っていますか？　ワクチン反対論者です。昨年10月突然亡くなりました。なぜ突然亡くなったのか、不信感を募らせている人も多いようです。
〈母里啓子　待ってそのワクチン本当に安全なの？〉で検索をしてみてほしい。
以下、母里さんが死の直前に出した最後のメッセージから抜粋します。

ウイルス研究と感染症のこれからのためにいま問われていること

母里啓子（元国立公衆衛生院感染症室長）

日本で初めて新型コロナウイルス感染者が出たときから、高齢者への新型コロナワクチン接種が始まるまでの間、多くの人からどのように考えるべきかとの問い合わせをいただきました。ことに、呼吸器系の感染症はうつることを制御できるものではないので、当初から、不顕性感染のあるものを防ぐことはできないために「放っておくしかない」と答えるしかありませんでした。

自然界にさまざまに生存するウイルスに対し人間ができることは限られています。科学的にデータをとり疫学調査を積み重ねることからしか何ができるかは見えてきませんし、短期間での薬やワクチン開発はむしろ危険なだけです。ウイルス株は地域と時間、感染者を経ながら刻々と変化しており、とても追えるものではないのです。この1年で新型コロナウイルスについては多くのことがわかってきました。

○1960年の出会い

私とウイルスとの付き合いは、インターンのときに過ごした東京大学理学部生化学科の、江上不二夫研究室での研究から始まります。当時の生化学は、ワトソン・クリックによるDNAの二重らせんの発見などで盛り上がっていました。

安保闘争などで日本が揺らいでいた1960年は、新規の研究と激動する社会問題に出会った年でした。

当時の日本脳炎は毎年数千人の罹患届けがあり、死者も千人前後出ていました。マウスの脳で増殖させた日本脳炎ワクチンはその精製度が低く、繰り返し接種すれば、アレルギー反応などで脳に障害を起こす可能性高く、実際に視神経の萎縮をおこす被害もありました。

1963年に超遠心等での精製に成功し、より安全に使えるワクチンができたことを喜びました。

しかし、その使用開始を決める国の会議で、「従来のワクチンの在庫が残っているためきれいなワクチン接種を1年遅らせる（古いワクチンを打つ）という決定をされた」と、怒りながら恩師の野島徳吉さんが帰ってきました。

子どもや接種者に及ぼす危険性よりも、在庫処理を優先させたのです。

ワクチン行政に対する不信感を抱いた最初の経験でした。友人には新しいワクチンを待つようにしか言えなかったことがその後の活動に影響を与えていると思います。

○ワクチン禍の実態

ワクチンにより社会防衛できるとして行われたのが1962年学童へのインフルエンザワクチンの集団接種です。インフルエンザに罹患して重篤化するのは高齢者ですが、高齢者を守るために「盾」にされたのが学童です。1976年から臨時の義務接種となり接種率があがっていきます。感染拡大の源である学校を押さえれば、流行拡大を阻止できるという「学童防波堤論」です。何百人もの子どもたちが、校庭に並んで同じ注射器でワクチンを打たれて、いたずらっ子がもう1度並んで、2回接種することもあるずさんなものでした。

注射器を通じてのB型肝炎感染、発熱や脳炎、ひきつけを起こす子などが続出して、死亡や、重度障害を負う事故も相次ぎました。しかし被害実態も明らかにされず被害児を「特異体質」と責任転嫁して、さらに苦しめたのです。

○前橋データが明らかにしたこと

インフルエンザ予防接種は国の臨時予防接種法により行われていましたが、1979年に前橋市の小学5年生が接種後けいれん発作を起こしたために、前橋医師会の予防接種委員会が検討を始め、前橋市予防接種健康被害調査委員会（調査委員会）への提言をだしました。厚生省（当時）の伝染病予防調査会は、「真正てんかん」であり予防接種が原因とは認めませんでした。調査委員会はこれを不満として市独自で救済措置を行いました。

前橋医師会は発育期の児童、生徒に約30回にわたり異種タンパクのワクチンを接種すること、そして社会防衛の防波堤にしていることに疑問を持ち、その上で副反応と考える事例が発生したことで、以後インフルエンザの予防接種を中止し、前橋独自の報告書「前橋レポート」を作成しました。前橋市医師会は独自に1980年から「前橋市インフルエンザ研究会」を開催しており、市内小中学校の調査を続け、87年に「インフルエンザワクチンには流行を阻止する効果はない」という前橋レポートを出します。

前橋レポートは、ワクチン中止の根拠となった論文ですが、今日でも世界にほこるデータです。

ワクチン接種の前後で市および県の超過死亡はまったく変化していないこと、十分に高い接種率の高崎市などの周辺の接種地域（以下接種地域）と比較しても地域全体のインフルエンザ様疾患の発症に差異が認められないことを示しました。

前橋レポートについて、欠席率をエンドポイントにしたことについての批判などもありますが、

1・インフルエンザ罹患を欠席率で評価するのは国際的にも有力な指標であること

2・前橋データの比較は発熱に加えて欠席かつ流行期に絞った、より厳密かつ多人数の比較であること

3・接種と罹患の相関関係がまったくなかったことが明らかになっていること
4・接種地域、非接種地域間での流行や超過死亡、医療費などの差を疫学的に見ている

○医療と教育は平等であるべきであり利潤追求してはならない

私が医学部を卒業するのに必要だった学費は当時の国立大学の6年間の学費3万6千円でした。現在医師になるには膨大なお金がかかり、開業すれば検査設備を投入して、大赤字からの病院経営が始まります。医師と消防士は暇なほどよく、診療所や保健所が赤字なのは、喜ぶべきことです。医療と教育は社会化するべきで、「経営」をさせてはいけません。

私たちがいま向き合うべき相手は、ほんとうはウイルスではないのです。新型コロナで世界中が慌てふためいています。国はワクチンさえ打てば解決するかのように思いこませています。ワクチンで制御された感染症はほとんどありません。特に呼吸器系の感

染症がワクチンで制御されることはありません。コロナ感染の恐怖がもたらす弊害も明らかになっています。ワクチンは介入です。自然の感染ではなく異物を強制的に体内に打ち込むことがどういうことなのか。ウイルスは30億年以上前から地球に存在していたと言われています。

インフルエンザらしきものは古代エジプト時代から記録されていました。人間は自然との付き合いのなかでインフルエンザ・ウイルスに対処しながら営々と生きてきたのです。たかだか70年未満の歴史しか持たないインフルエンザワクチンですら、感染を防ぐことなどできないことは歴史が証明しています。やっとできたとされる新型コロナワクチン。打つ／打たないの判断は個人の自由ですが、ウイルスとはこれからも共生していけば良いと私は思います。

母里啓子さんのご冥福を心から、お祈り申し上げる。でも僕はまだ死にたくはない。

2023年1月の出来事

1月10日 東京都医師会の尾崎治夫会長は記者会見で、コロナとインフルエンザの同時流行が続く中で、医療や救急の現場は非常に厳しい状況が続いているとし、「予防の柱はワクチン接種だ。今からでも遅くないのでぜひ接種してほしい」と呼びかけた。

1月12日 厚労省は、コロナワクチン接種後に急性心不全や出血性ショック、突然死などで死亡した36歳から96歳の男女5人について、接種が原因で死亡した可能性が否定できないとして、死亡一時金を支給することを決めた。このうちの4人は、高血圧症や脳梗塞などの基礎疾患があったということで、死亡診断書やカルテの記載などを踏まえて、因果関係が否定できないと判断したとしている。いずれも、ワクチンの種類や接種回数などは明らかにしていない。

1月13日 国内製薬メーカーの第一三共は開発中のコロナワクチンについて、厚労省に承認を求める申請を行ったと発表。ファイザーなどと同様のｍＲＮＡワクチンで、国内の製薬会社でこのタイプのワクチンの承認申請は初。新型コロナワクチンの承認申請としては、塩野義製薬の「組み換えたんぱく質ワクチン」に続いて2例目。当初広がった従来型のコロナウイルスに対応した成分が含まれており、18歳以上を対象に3回目の接種としての使用を想定している。

1月23日 政府は、今後の感染症蔓延に備えて基礎研究などを行う「国立感染症研究所」と臨床医療を行う「国立国際医療研究センター」を統合し、アメリカのCDC＝疾病対策センターの日本版の設置を目指し、必要な法案の概要がまとまったと発表。

1月26日 政府は、新型コロナの感染症法上の位置づけについて、大型連休明けの今年5月8日に季節性インフルエンザなどと同じ「5類」に移行する方針を固めた。

1月30日 WHO（世界保健機関）はコロナ感染拡大を受けて出している「国際的に懸念される公衆衛生上の緊急事態」の宣言について継続すると発表。各国の専門家による委員会を開き、2020年1月末に出した宣言を解除できるかどうか検討したが、今も尚、死者数が多いことや、発展途上国でワクチン接種が不十分なことなどを懸念する意見が表明されたという。さらに、各国に対し、ワクチンの追加接種を進めることや、変異ウイルスへの警戒を続けるとともに、詳しい感染データを提供するよう呼びかけた。

Q 2023年1月の質問

タモリさんが「新しい戦前になるんじゃないか」と言ったけど……

先日、タモリさんが『徹子の部屋』（2022年12月28日放送）に出演し、「来年はどんな年になりますか？」と黒柳徹子さんに訊ねられ、「新しい戦前になるんじゃないか」と答えて、ネットで話題になっています。さて長尾先生は、2023年は、どんな年になると思いますか？

○コロナ対策　○コロナ以外の医療問題　○社会問題　○世界の問題　○長尾先生御自身

それぞれの予測をお願いします！

長尾の回答

タモリさんの仰せの通りだと思います。「戦前」の「戦」とは内戦と外戦の両方です。この3年間は大変な年でしたが、それ以上に今年は大変な年になると僕は思います。キーワードは、「サバイバル」かな。

もう少し先になるかもしれないけど、その予感がする年になると思います。コロナ禍やワクチン禍を見て明らかなように、この国は、国民の命を守ってはくれません。守ってくれるのは、家族や仲間やご近所さん、いや、もしかしたら自分自身だけかも。それだけ激動で過酷な一年になるのではないかと予想しています。

○コロナ対策

今年5月から5類になり、騒ぎは収束します。街中の若者たちのなかではコロナはとっくに終了しています。僕のなかでは、最初からインフルエンザで、今はコロナ風邪です。もちろん、一部の人に後遺症がある変わった風邪ですが、あくまで風邪のひとつになります。

ワクチン推進政策は自然消滅でしょう。既に集団接種会場はガラガラですよね。

2023年後半に残されるのは、ワクチン死の遺族とワクチン後遺症当事者の苦悩です。過去の薬害や公害がそうだったように、当事者だけの闘いになるのでしょう。薬害エイズ、薬害サリドマイド、薬害C型肝炎と同じ経過を辿るのでしょうか。水俣病は66年が経ってもまだ訴訟をやっていますから、ワクチン裁判も50年を覚悟しておかないといけません。

2022年11月18日の厚生労働委員会に僕は参考人として呼ばれました。僕の発言は、将来の裁判資料になることを意識して出席をし、真実をお話ししました。だけどほとんどの政治家が聞く耳を持たなかった。長く苦しい闘いになるのでしょう。

○コロナ以外の医療問題

ゆるやかな「かかりつけ医制度」と「老人医療の包括制」(現在は、出来高制)へ移行していくのは必至でしょう。国にお金がないので、財務省は容赦なく厚労省にジェネリック誘導と同じように単純明快な政策を強要するのでしょう。

市民としては、自分で自分の健康を守るセルフメディケーションをしっかり学んでおくことです。コロナ禍で医者がいかにアホなのかが、市民の皆さんにもよくわかったと思います。医者に頼る時代は終わり、医者にかからずに元気でいることを自力で努力すべきです。

介護保険も年々、締めつけが強くなります。昨年の改革への反対運動の成果があり、2023年4月の大幅な変更は多少緩和されるかもしれませんが、2026年の改定は財務省主導で強烈なものになるでしょう。こうなると介護保険料を払わない人が増えるのではないでしょうか。在宅医療もピンチです。

○社会問題

インフレと経済停滞による生活苦から世知辛い世の中になるでしょう。治安も悪くなり、日本の安全神話が壊れていくのでは。孤独死も増えるでしょうね。少子化はさらに加速して人口減少の歯止めがかからなくなるでしょう。

僕が悲観主義だからなのか、この先、この国に良いことはあまりないような気がしています。でも追い詰められた若者のなかからニューリーダーが出てきて、老人政治が遅ればせながら世代交代するのでしょう。この国の最大の被害者は若者ですから。

○世界の問題

国際情勢はまさに混迷そのものになるでしょう。不確定要素だらけなので予想がまったくできません。ただ、良い方向ではなく、悪い方向か複雑化するような気がしてなりません。文明の行き詰まりです。あるいは、大きなブレイクです。

日本は、米国と中国に挟まれて、ダッチロールのような外交になるでしょう。

10年後か20年後には、日本は、台湾と同様に中国の一部になっているのでは？　と内心思っています。今のうちに沖縄や先島に行くのはそんな気持ちもあります。防衛費を増やしても大勢に影響ないでしょう。日本が積極的にやるべきことは、各国のリーダー同士の腹を割った話し合いでしょう。残念ですが、現在の永田町にはそのような人材はいませんしコロナ禍・ワクチン禍を見てわかるように、まったく期待できません。財界や教育界や芸能界から40歳代の新しい政治家が出てきてほしいです。

○長尾自身

これと言って皆様に誇れるような抱負はありませんが、生きて２０２４年を迎えたいと切に願っています。院長職を後進に譲ってから少し時間ができたので、今までよりはペースダウンし、人間らしく生活したいですね。今年、65歳。すなわち老人になります。

正直、疲れました。少し休みます。

2023年2月の出来事

2月3日 国内製薬メーカー田辺三菱製薬は、開発を進めていたコロナワクチンの事業から撤退すると発表。同社では、カナダにある子会社のメディカゴが、イギリスの製薬会社と共同で開発したコロナワクチンが現地で承認され、日本国内でも臨床試験を進めていたが、他の製薬会社が開発したワクチンがすでに普及していることや、大量生産するための体制づくりに課題があるとして、この子会社のすべての事業を清算する。

2月7日 政府は、一元的に対策を行うための司令塔として「内閣感染症危機管理統括庁」を内閣官房に設置するとした内閣法などの改正案を閣議決定した。今の国会で、改正案の成立を図り、今年秋頃の発足を目指す方針。トップには「内閣感染症危機管理監」を置き、官房副長官を充てるとした。

2月8日 厚労省の専門家部会が、新型コロナワクチンを全ての世代に対して秋から冬に次の接種を行うべきだとする基本方針が取りまとめられた。

2月10日 厚労省は、新型コロナワクチン接種後にうっ血性心不全やくも膜下出血、突然死などで亡くなった20代から90代の男女10人について接種が原因で死亡した可能性が否定できないとして死亡一時金を支給することを決めた。ワクチンの種類や接種回数などは明らかにしていない。

2月10日 厚労省は、新型コロナワクチンのうち、従来株に対応したモデルナのワクチンについて有効期限を迎えたため国内での接種を2月12日で終了すると発表した。

2月22日 厚労省は、新型コロナの感染症法上の位置づけが5月8日に「5類」に移行した後の医療提供体制について、幅広い医療機関で受診できる体制を目指し、必要な感染対策をとりながら段階的な移行を目指すとした。

2月28日 厚労省は、新型コロナウイルスのオミクロン株のうち、「BA・5」に対応するファイザーのワクチンについて、5歳から11歳の子どもも接種の対象に加えることを了承した。

コロナ後遺症に抗認知症薬が有効？

2023年2月の質問

先日テレビを見ていたら、コロナ後遺症に抗認知症薬のドネペジルが有効か？　というニュースをやっていました。お昼のトップニュースでした。「ドネペジル」という薬は、脳内神経伝達物質のアセチルコリンを増やす働きがあるということで、コロナ後遺症の倦怠感やうつ症状に対して治験が開始されるという経緯になったようです。私は看護師です。昔、長尾先生の認知症介護者向け講演会に伺い、抗認知症薬の副作用によって、よけいに介護が大変になるというお話も伺ったことがあります。なのに、治験されるという医師はこんな発言をしていました。

「日本でも保険承認されていて10年くらい長らく使われた安全性の確保された薬。一刻も早く効果があるのであれば世に出したいと思っている」（帝京大学・中村謙介准教授）。

コロナ後遺症でドネペジルが有効となれば、きっとワクチン後遺症でも、抗認知症薬を処方するドクターは出てくるように思います。ホントに処方してもらって大丈夫ですかね？

長尾の回答

まさに悪夢です。この国はどこまで悪夢が続くのか、信じられません。

ドネペジル（商品名アリセプト）は、アルツハイマー型認知症の治療薬として保険適応が現在もあります。国内で20年以上使われてきましたが、重大な副作用があることがわかりました。

副作用の症状としては、興奮、不穏、暴言、徘徊、不眠、食欲不振、便秘、不整脈、歩行障害、パーキンソン様症状などです。まずは３㎎から開始して２週間目には「必ず」５㎎、その後は10㎎まで増量しなければならないという「増量規定」が設けられていたことも副作用による入院や死亡を増やしてきた原因です。

そこで僕は、一般社団法人「抗認知症薬の適量処方を実現する会」を立ち上げて、主に国会（厚生労働委員会）やマスコミなどで増量規定の撤廃を呼び掛けてきました。その活動が実り、果たして２０１６年、増量規定は正式に撤廃されました。共同通信社系列の各地方紙は大きく報じましたが、全国五大紙やテレビは、一切報じませんでした。現在のコロナワクチン後遺症とまったく同じことが起きていたのです。

２０１９年には、厚労省は「副作用で中止も検討を」という方針を出しています。**現在、日本以外の国ではほぼドネペジルは使われていません。処方すればするほど、デメリットがメリットを上回るからです。**しかし日本だけは未だに「増量規定撤廃」という通達も知らない医師が多くいて、多くの高齢者にバンバン処方されています。

僕の知っているある介護施設では全員に処方されたりしています。この薬で暴れた人は自動的に精神病院送りになります。これもどこかワクチンや、ワクチン後遺症の現状と似ていますね。

さて、そもそもドネペジルは神経伝達物質であるアセチルコリンを増やす薬です。端的にいえば「興奮剤」です。しょんぼりして無気力な高齢者が、少量ならシャキッとすることがあります。広い意味で、意識を覚醒させる薬ですから。

しかし脳内ホルモンのひとつであるアセチルコリンだけを増やすとどうなるでしょう？　他の脳内ホルモンが相対的に減ることとなります。セロトニンが減ればうつ病に、ドーパミンが減るとパーキンソン病になり、歩けなくなります。つまり、ドネペジルは劇薬すぎて、脳内ホルモンバランスを崩す薬でもあるのです。薬理作用が単純で強烈なのです……これもなんだかコロナワクチンと免疫システムの関係に似ていますね。

コロナ後遺症やワクチン後遺症に多い症状に、ブレインフォグがあります。霧＝フォグ、脳のなかに「霧がかかったような状態」という意味です。ブレインフォグの病態は不明です。なんにも病態がわかっていないけれども、「認知症のような状態になる」ということでドネペジルをコロナ後遺症の治療に使おうという発想が出てきたのでしょう。シャキッとさせるためにドネペジル？　信じられません。ドネペジルはさまざまな副作用があります。なかでも、食欲低下はコロナワクチン後遺症と重なっています。スパイクタンパク毒がなぜか副交感神経（胃腸を動かす迷走神経）を障害するため、人によっては、体重が10～20kgも減ります。そもそもドネペジルの適応はアルツハイマー型認知症だけで、それ以外への処方は国が禁じています。そんな薬がなぜ、コロナ後遺症には保険適応もないのに処方が許可されるのか？　自費診療ならいいのか？　これもダメです。つまり法律を守るべき国が、法律違反のことを御用医者には許可している。まさに日本は無政府状態のように感じます。この理屈が通じるならばイベルメクチンは、正規品（ストロメクトール）をワクチン後遺症に自費でも（数千円程度）認可できるはずです。

要はムチャクチャ。薬事行政が崩壊しているのです。医学も医療も完全に崩壊しました。すべ

て外圧とお金で買われたのです。政府や専門家による自作自演の悪夢を見ているようで、もう言葉がありません。**一言で言うなら、「○○を増やせばすべて解決する」という思考回路は必ず破綻する、ということです。**

◎コロナの抗体価を上げると解決するか？
◎アセチルコリンを増やすほど認知機能は改善するか？
◎インスリンを増やすほど糖尿病は改善するのか？
◎抗がん剤の量を増やすほどにがんが治るのか？

……医療以外の問題でいえば、

◎金利を緩和すればするほど景気は回復するか？
◎子育て支援を増やせば増やすほど子どもは増えるのか？
◎防衛費を増やせば増やすほど日本の平和は確保されるのか？

答えはすべて「NO!」です。何かだけを無理矢理に増やそうとすれば、必ずバランスが崩れて、悪いことが起きます。大切なことは、「和」を保ちながらゆっくりと是正の方向を探ることなのです。すみません、ずいぶん飛躍してしまいました。ドネペジルと聞いて、ついつい僕が興奮してしまいました。でも、冒頭に「悪夢」と書いた意味がおわかりいただけたかと思います。

2023年3月の出来事

3月9日 新型コロナワクチン接種後に亡くなった人の遺族で作る団体「つなぐ会」が、厚労省で会見し、予防接種法に基づいた健康被害の救済制度の認定を、速やかに進めることなどを国に求めた。会見には2021年10月、当時36歳の夫が2回目接種した3日後に亡くなり、先月、救済申請が認められた須田睦子さんら遺族4名と、特定非営利活動法人駆け込み寺理事長の鵜川和久氏などが出席。須田さんは、「接種の中止が一番の思いですが、せめて同じ不安を抱えている多くのご遺族の迅速な救済を望みます」と訴えた。救済制度には先月10日時点で6219件の申請があり、死亡30件を含む1622件が認定されている。

3月10日 厚労省の専門家部会は、新型コロナワクチンを接種した後に亡くなったと医療機関などから国に報告された人のうち、2022年11月に亡くなった42歳女性について、初めて「接種との因果関係は否定できない」と認めた。ただ同会は、この事例も含め現時点ではワクチン接種に影響を与える重大な懸念は認められないとしている。

3月13日 政府は、コロナ対策としてのマスク着用を個人の判断に委ねるとした。岸田総理大臣はマスクを着用せずに総理大臣官邸に入った。

3月14日 厚労省は、新型コロナワクチン接種後にうっ血性心不全や脳梗塞、突然死などで亡くなった52歳から83歳の男女11人について、接種が原因で死亡した可能性が否定できないとして、死亡一時金を支給することを決めた。死亡者が接種したワクチンの種類や接種回数などは明らかにしていない。

3月25日 防衛省が設置した自衛隊によるワクチン大規模接種は、利用者が減少したことなどからこの日で終了となった。

3月28日 WHO（世界保健機関）は、新型コロナワクチン接種の優先度に関する新たな指針を公表。医療従事者のほか高齢者、糖尿病や心疾患などの基礎疾患がある人、免疫不全の人、妊婦については最も優先度が高いとして、半年または1年ごとの定期的な接種を推奨した。

3月29日 会計検査院は、令和2年度と3年度の2年間で4兆2000億円余りに上った新型コロナワクチンの接種事業について、国が確保することにしたワクチンの量の算定根拠が十分に確認できないとして、「必ずしも適切とは認められない」と指摘した。

国が、ワクチン後遺症を薬害として認める日は？

2023年3月の質問

Q

私の娘は新型コロナワクチン接種後、倦怠感を訴えて成績が下がってしまい、あまり学校に行っていません。受験も諦めざるを得ず、悔しくてなりません。周囲を見回しても、普通にワクチンを打って普通に暮らしている人がほとんどで、ワクチン後遺症のことに関しても否定はしませんが「そんな人もいるんだ」と他人事です。担任の先生も、「そんな生徒は他にはいません」と信じてくれません。夫さえも「ほんとうにその症状はワクチンのせいなの？　思春期にはよくある症状らしいよ」と半信半疑です。父親に信じてもらえないことで、娘も絶望しています。

日本は本当にこの先「薬害」として認めてくれるのでしょうか？　死んではいないけれど、ワクチンのせいで起き上がれなくなった人たちについて、国がなんらかの補償をしてくれる可能性はありますか？　私も声を上げたいけれど、結局、亡くなった人の遺族以外は望みがないのなら、裁判を考えるより娘の回復だけに力を注いだほうがいいのかもしれないと思っています。

長尾の回答

残念ながら、国がコロナワクチン後遺症を「薬害」として認めて補償してくれる確率は、極めて低いと思っています。これは、今まで一切口にしたことがない僕の本音です。

ワクチンによる死亡の認定も数はまだ少ないですが、徐々になされているので、あるところまでは認められるのは間違いないでしょう。しかし、あなたのお嬢さんのような「ワクチン後遺症」による損害賠償請求をしたところで、認められる可能性は極めて低いのでは、と内心、思っています。その理由を次に列挙します。

1　因果関係の立証が困難

「たまたまでは？」と反論されたとき、それに反証するには説得力のある説明が要求されます。ワクチン由来のスパイクタンパクがそこに証明された（SタンパクとNタンパクの免疫染色）としても、それが「悪さ」をしたことを証明しなさいと言われたら実に難しい。車と人間の交通事故なら、車体が人にぶつかり、相応の外力が働いた結果、骨折したことは証明できるでしょう。しかし、いわゆるムチウチ（外傷性頸部症候群）のように、数日経過してからの症状と因果関係の証明は、画像診断にも所見が出ないので意外に難しいことと、どこか似ています。

2　「時間的近接性」が極めて重要

交通事故だと、その瞬間に骨折が発生したら因果関係が１００％と言えるでしょうが、ワクチン後遺症の場合、多少のタイムラグが生じます。アナフィラキシーショックによる死亡ならば、それは、交通事故にたとえるならば「即死」なので認められるでしょう。しかし翌日や数日後の発症となると、何か他の要因が入った可能性が完全には否定できないため、因果関係１００％とは言えなくなります。数週間後の発症だと、さらになんとも言えない話になるかもしれません。

3　諸検査で異常が出ないことが多い

ワクチン後遺症の最大の特徴は、現代医学で行っている諸検査で異常がないことです。たとえば、「慢性疲労症候群」で1年間寝たきりになっていても、諸検査で異常が出ないため、精神的なものだといわれている人がゴマンといます。日本の医療機関では、検査に異常が出ない＝異常なし＝病気ではないと診断され、「精神科に行け」と言われます。症状とワクチン接種との因果関係を客観的に証明するのは極めて難しいことです。

では、どう攻めれば因果関係が立証される可能性があるのでしょうか？

○個々の症例ではなく、同様の症状を示す人がたくさんいたら、それ自体が因果関係の確実性を高めます。そのためには、ワクチン後遺症の詳細な実態調査が必要です。有志医師の会のメンバーと福島先生とで、全国共通の患者登録様式を検討中です。

○医学的かつ論理的に確実性を立証することが場合によっては可能かもしれません。

たとえば、動物実験でワクチンによる血栓症モデルが確立されて論文化されたなら、接種後数日以内の心筋梗塞や脳梗塞は、接種との因果関係が強く疑われます。

○患者会が政治を動かす可能性もあります。薬害エイズがまさにそれでした。

川田龍平さんという当事者（現国会議員）が実名で登場し、顔出しで訴えたことで事態が動きました。専門家や医者の発信よりも当事者の発信のほうがずっとパンチがあります。医学的ではなく政治的に動く可能性があります。その意味でも患者会の活性化は重要です。

○水俣病は、60数年たってもまだ裁判をやっています。

原爆訴訟は77年も経っています。同様にワクチン後遺症も、法廷の場で闘ったとしても50年仕事になるのでしょう。そのとき、僕はとっくに死んでいます。もしも皆さま泣き寝入りしたら、すべてが「なかったこと」として葬られます。

だから、これからの1年間が最も大切だと思います。1年後に薬害ワクチン裁判がたくさん起きていたら前に進むでしょう。思ったほど訴訟がなければすぐに風化するのではないか。だから今が正念場です。皆でタッグを組み闘いましょう。それ以外に前に進む道はないように思います。

「あなたの心が正しいと思うことをしなさい。
どっちにしたって批判されるのだから」

――― エレノア・ルーズベルト

2023年4月の出来事

4月2日 総務省消防庁は、昨年1年間に全国で救急車が出動した件数はおよそ723万件と、前年に比べ103万件あまり増え、初めて700万件を超え過去最多となったと発表。搬送された人の数も621万6909人とこれまで最多となり、このうち65歳以上の高齢者の割合が62・1%と半数以上を占めていた。

4月10日 帝国データバンクによると、昨年度全国で1000万円以上の負債を抱え、法的整理の手続きをとった企業など事業者の数は6799件で、前年度と比べて883件、率にして14・9%増となったとした。増加に転じたのは3年ぶりで、前年度からの増加の件数が800件を超えたのは、リーマンショックの際の2008年度以来、14年ぶりとなる。負債総額は2兆3385億9100万円。

4月11日 ファイザーはオミクロン株の「BA.4」や「BA.5」に対応する成分と、従来の新型コロナウイルスに対応する成分が含まれる、mRNAワクチンについて、未だ新型コロナワクチンを一度も接種していない人が、初回の接種から使えるように厚労省に承認を申請したと発表。

接種対象の年齢も拡大し、生後6ヵ月以上についてオミクロン株対応ワクチンを初回の接種から使えるように申請。また、生後6ヵ月から4歳の子どもについては追加接種としても使えるよう求めた。

4月17日 厚労省は、新型コロナワクチン接種後に急性心不全や脳出血、突然死などで死亡した23歳から93歳までの男女12人について、接種が原因で死亡した可能性が否定できないとして死亡一時金などを新たに支給することを決めた。このうち11人は高血圧症や糖尿病などの基礎疾患があったということで、死亡診断書やカルテの記載などを踏まえ、因果関係が否定できないと判断。いずれもワクチンの種類や接種回数などは明らかにしていない。死亡一時金などの支給が認められたのはこれで53人となった。

4月28日 厚労省は、生後6ヵ月から4歳までの子どもを対象にした新型コロナワクチンについて、腎臓に病気があった1歳の男の子が今年2月に3回目のワクチン接種後に死亡していたと公表。4歳以下の子どもの接種後死亡が確認されたのは初めて。男の子は末期の腎不全で透析治療を受けており、ファイザーのワクチン3回目の接種を受けた2日後に亡くなったが、国の専門家はワクチン接種との因果関係は評価できないとしている。

Q 2023年4月の質問

ワクチン接種後、ブレインフォグに悩まされています

私は昨年8月より、ブレインフォグに悩まされています。京都市に住んでいる40歳です。ネットで調べてコロナ後遺症外来をやっておられる病院で診てもらい、ワクチン後遺症と診断してもらいました。針治療と漢方薬を飲んでいますが良くなりません。なんとかしなければといろいろ調べて、長尾クリニックに藁《わら》にもすがる思いで行ってみたのですが、受付をしていないとのことでとても残念です。

何かブレインフォグが治る方法があれば試してみたいと思っています。

ネットやテレビで先生の活躍を見て、世の中の人がワクチン後遺症と言っても聞く耳をもってくれないなかで、とても勇気づけられました。乱文で申し訳ありません。

長尾の回答

申し訳ありませんが、もう長尾クリニックはパンク状態のため、現在はワクチン後遺症の新規患者さんはお断りしている状態です。まずはブレインフォグについて簡単に説明しましょう。

ブレインフォグとは、「頭に霧がかかったような状態」を指します。思考力や集中力が著しく低下し、俗にいう「頭がぼーっとしている」状態です。ただし未だ医学的定義があるわけではありません。仕事以外にも、車の運転がしんどくなった、集中力が続かないために映画や本を楽しむことができなくなったという人も多くいます。「以前のように頑張れない。一年で10歳くらい歳をとった気分」と仰る患者さんもいます。

その感覚は本人にしかわかりません。自覚症状だけで、他覚所見ではないので、医学的に何が起きているのかまったく不明です。コロナ後遺症やワクチン後遺症を診ていて感じる医者からみたブレインフォグとは、

○集中力がない

○理解力が低下
○考えがまとまらない
○会話をしていても、相手の話が入ってこない
○やる気がない
○やたらと眠たい
○めまいや浮遊感が続く

などの症状だと思います。高齢者のなかには軽い認知症のような方もいます。

ただ、これらの症状を精神科に訴えると「うつ病」と診断され、抗うつ薬を処方されてしまうこともあります。しかしブレインフォグに抗うつ薬を処方すると、かえって悪くなってしまうということもままあります。医学的には、神経伝達回路の効率低下や脳の炎症は疑われますが、誰にも病態がわかりません。だから今のところ、対症療法しかありません。

漢方薬や針治療は有効です。ただ、あなたが効かないと感じるように、漢方薬には、相性や効く効かないの個人差が大きくあります。ですから、ここで僕が安易におすすめの漢方薬をお伝え

するわけにはいきません。

それ以外では、「和温《わおん》」というドライサウナが効きます。家庭用の和温は、ネットで数万円で買えます。温めるといいです。薬物療法ではグルタチオン点滴が効きます。当院では5アンプルを点滴しています。ただ、一瞬よくなっても数日以内に効果が消えることが難点です。

そして、イベルメクチンがブレインフォグに6〜7割の確率で有効です。

ただしイベルメクチンは「個人の責任」で、ネット通販で買うことしかできません。現在、インドや中国に100社以上のイベルメクチン・ジェネリック工場があるそうですが、それぞれの品質に関しては誰もわかりません。医療機関で正規品のストロメクトールを処方してもらうことは100%できません。自費で購入することは僕の理解ではできませんが、やっている医療機関もあるそうです。12mg錠を週に1回飲まれている人が多いですが、その根拠は明白ではありません。イベルメクチンの実力は本物であるが故に徹底的に弾圧されています。

2021年4月には、『読売新聞』もこんな記事をアップしていたのですよ。この記事から抜粋します。

■北里大学の大村智博士が発見した抗寄生虫病の特効薬イベルメクチンが、コロナウイルス感染症（COVID-19）に効果あり、との臨床試験が途上国を中心に約80件報告されている。
■米英の多くの医師も「効果あり」として予防・治療に使うよう主張しているが、製薬会社や政府当局には「臨床試験が不十分だ」として、使用を阻止する動きもある。
■治療薬開発とワクチン接種にはまだ時間がかかる。医療経済学の観点からも薬価が安く副作用がほとんどないイベルメクチンを使用するべきとの声は強く、世界的な議論になっている。
■日本はイベルメクチンのCOVID-19治療への使用を医師・患者の合意を条件に認めているが、積極的に承認する意向は見えない。率先して薬の効果を確認する取組みを進めるべきだ。

しかしここから2年。徹底的にイベルメクチンは弾圧されてきました。なぜ弾圧されるのでしょうか。**そう、ワクチンと表裏一体関係にあるからです。イベルメクチンがあるのでワクチンは要らなかったのですが、その現実を「改ざん」しないと、国がワクチンを「特例承認」した正当性が崩れてしまいます。**いずれにせよ、イベルメクチンの服用は自己責任です。私ではなく、米国の医師団体FLCCCが推奨しているものです。

「愛のない経営が好ましくないように、
愛なり慈悲の少ない政治は許されるはずがない」

―――松下幸之助

２０２３年５月の出来事

５月５日　ＷＨＯ（世界保健機関）のテドロス事務局長は、新型コロナウイルスの感染拡大を受けて出している「国際的に懸念される公衆衛生上の緊急事態」の宣言を終了すると発表。死亡率が低下し、医療システムへの負担が減少するなど、多くの国で生活が通常に戻っていると指摘した。一方で「これは新型コロナがもう世界的な脅威ではないという意味ではない。ウイルスは命を奪い続けている」と強調した。

５月８日　新型コロナウイルスの感染症法上の位置づけが、「２類」から季節性インフルエンザなどと同じ「５類」に移行した。今後、法律に基づいた外出自粛の要請などはなくなり、感染対策は個人の判断に委ねられるほか、幅広い医療機関での患者の受け入れを目指す。

５月15日　ＮＨＫ報道番組「ニュースウオッチ９」で、新型コロナワクチンの接種後に家族が亡くなったと訴えている人たちの発言を、コロナ感染で死亡したと受け取られる形にして放送。ＮＨＫは16日夜、番組の最後に、田中正良キャスターが「昨夜の放送で、新型コロナ５類移行から１週間、戻りつつある日常と題しておよそ１分間のＶＴＲを放送し、ツイッターなどでも配信しました。この中で、ご遺族と紹介して3人のインタビューをお伝えしましたが、この方たちは、ワクチンを接種後に亡くなった方のご遺族でした。このことを正確に伝えず、新型コロナに感染して亡くなったと受け取られるように伝えてしまいました。取材では、ワクチン接種後に亡くなった方のご遺族だと認識していました。番組は、コロナ禍を振り返りご遺族の思いを伝えるという考えで放送しましたが、適切ではありませんでした。取材に応じてくださった方や視聴者の皆様に深くおわび申し上げます」などと述べた。

5月24日　ファイザーの新型コロナワクチン3回目接種2日後に死亡した14歳の女子中学生について、徳島県警から依頼を受けて司法解剖を行った徳島大学の教授らが「死因はワクチン接種に関連する心筋炎と心外膜炎である」とする論文を発表。

5月26日　厚労省は、新型コロナワクチン接種後に急性心筋梗塞や突然死、くも膜下出血などで亡くなった30歳から92歳の男女14人ついて、新たに救済の対象とすると決めた。死亡診断書やカルテの記載などを踏まえて、因果関係が否定できないと判断。接種したワクチンの種類や接種回数などは明らかにしていない。新型コロナワクチン接種で死亡一時金などの支給が認められたのは、これで67人となった。

2023年5月の質問

Q

長尾先生は、なぜそこまで闘えるのですか？

私は長尾先生より少し年下の、地方に住む医師です。先生のお姿やブログを見て、いつも羨望を覚えるのは、なぜそれほど正義感を持ち続け、なぜそれほど人のために怒れるのか、ということです。私はもう職業柄、人の生死に慣れてしまい（こんなことは患者の前では言えませんが）、運命論者と言えばそれまでですが「人は死ぬときは死ぬ」という醒めた気持ちとともに生きています。老化をしています。

だからもう薬害であれ、それ以外であれ、理不尽な死を間近で見ても、ましてやニュースで知っても、それほど怒りを覚えなくなってしまいました。たとえば、先のスリランカ人女性ウィシュマさんのニュース映像を見ても、もちろん入管のやり方に唖然とはしますし、人並みの憤りは覚えるものの、では立ち上がって行動に移せるかといえば……もう私には、そんな気力はありません。不運だったなあ、とご冥福を祈るばかりです。だから、私より年長の長尾先生が、そうしていつも、弱者のために声を上げて怒りを露わにできる正義感がとても羨ましくもあります。長尾先生はなぜそんなに正義感を燃やして、いつも何かと闘っておられるのですか？

A 長尾の回答

もったいない質問です。自分はむしろ、人よりも正義感のない人間だと自己評価しています。本当に正義感が強ければ僕ももっと、いろんな行動を起こしているでしょう。

僕は基本が臆病者だから、何をやっても中途半端なんです。毎日あれこれ、メールがきます。「僕と一緒に闘ってください」と。それは、選挙応援の依頼だったり、署名活動だったり、シンポジウムに登壇してほしいとか。その人が一生懸命なのはわかるけれど、すべてに答えられるわけではない。コロナ対応もワクチン後遺症対応も、決してやりたいわけではありません。ただ、医者としての義務感や、プロ意識はもちろんあります。責任逃れをするような生き方だけは嫌なのです。

だから、ワクチン後遺症のことだって、ワクチンを打ってしまった医者が自己批判をして、もっと多くの賛同者が集まるだろうと思いきや……振り向けば、自分の後ろには誰もいない。だから自分が仕方なくやれることだけやっているだけ、という感じです。

あと、これだけの大量殺戮が今日も公然と行われているのに、皆が沈黙しているのはどう考えてもおかしいと思いませんか？　もちろん他にもオカシイことはたくさんあります。世の中、オカシイことだらけ。でもすべてのことに怒りを露わにすることはできない。そして一人の声は小さい。だから同じような考えの人と声を上げているだけです。ただそれだけ。

２００９年の新型インフルエンザ騒動のときも、２０１１年の東日本大震災のときもまったく同じで、できることをやってきました。「あまりにも酷すぎて見てられない。かわいそうで思わず声が出てしまう」という感じです。そこに、正義感という意識はまったくありませんし、自分がヒーローだと思ったことはありません。

人間、自分が何かのヒーローだとか、悲劇のヒロインだと思った時点で何かが崩壊します。

それはただ、自己陶酔しているだけの可能性もある。いや、若いうちはいいですよ。「ああ、ヒーローになるとき。ああ、それは今！」と自分を鼓舞するくらいでないと、何者にもなれないと思います。若いうちはね。

しかし、そもそも正義感は仏教的には「執着」という見方もできると思っています。正義はもともと、西洋から入ってきた概念です。日本語には存在していなかった。使われるようになったのは、おそらく明治以後、たかだか百年前の概念です。もともとはラテン語が由来で、英語では「JUSTICE」となるんだけれども、この「JUSTICE」には、我々が今使っている「正義」よりも、法的な権利を主張する意味合いが強いです。

だから「正義」という言葉はあまり好きではありません。むしろ自戒しています。僕自身が思いがけず、「正義」という言葉をうっかり使ってしまったとき、内心、後ろめたさが生じていま す。自分に演技的な匂いがします。それなのによく同業のお医者さんから、やはり、あなたと同じ質問を受けます。同業者からはちょっとクレイジーに見えるのでしょうね。その自覚は、僕にもあります。

その要因の一つとして、僕が極貧の環境に育ったことが挙げられるでしょうね。貧しい環境で幼少期を過ごしたからこそ、恵まれない人の気持ちがよくわかるんです。強い者に憧れながら、弱い者に共感している。

世のお医者さんはほとんどが裕福な家庭の出身です。政治家と一緒で、世襲制。でも僕は、親は医者ではなく自衛隊だったし、頼るものが何もなかったので、医者になるのも、開業もすべてゼロから自らの手でやってきました。だからハングリー精神だけは強いです。周囲から驚かれるほど負けず嫌い。その負けず嫌い精神が他人からは子どもっぽく映ることも承知しています。だけど、それが僕のモチベーションになっているのでしょう。

高校のときに亡くなった父親からは殴られて育ちました。理由もなく殴られることのほうが多かった。今でいう虐待児として育ちました。愛情を受けた記憶があまりありません。抱きしめられたとか、好きなものを買ってもらった記憶も、ないですね。母は母で仕事をしていたので、僕を庇う余裕もなかったのだと思います。

だから僕は仮に正義感やモチベーションがあっても……冷酷な人間な一面があります。偏っていることは自覚しています。

今後は、少しでも温かい人間になって成長したいと思っています。

……答えになっているでしょうか。でも、あなたはとても真っ当な人です。ほんとに正義ある人は、自ら「僕は正義に生きている」なんて絶対に言いませんから。

2023年6月の出来事

6月9日 ＮＨＫ報道番組「ニュースウオッチ9」が、ワクチン接種後に亡くなった人の遺族を紹介した際、ワクチンが原因とする遺族の主張を報じなかった問題で、放送倫理・番組向上機構（ＢＰＯ）放送倫理検証委員会は、審議入りを決めた。小町谷育子委員長は「ＮＨＫから報告書が6日付で出されたが、取材をどうやって始めたのか、編集段階でもなぜ見逃したのか納得できる内容ではなかった」と述べた。

6月16日 厚労省は、今年9月から5歳以上のすべての人を対象に行われる新型コロナワクチン接種について、オミクロン株の派生型の「XBB.1」系統に対応するワクチンを使う方針を決めた。

6月19日 厚労省は、新型コロナワクチン接種後に、間質性肺炎の悪化や急性心不全、急性心筋梗塞などで亡くなった、72歳から91歳の男女5人についてワクチン接種との因果関係が否定できないとして、死亡一時金などを支給することを決めた。ワクチンの種類や接種の回数などは明らかにしていない。コロナワクチン接種で、死亡一時金などの支給が認められたのは、今回の5人を含めて20代から90代まで合わせて72人となった。

6月21日 大阪北新地のクラブのママが、3年前、新型コロナによる肺炎で亡くなった志村けんさんにウイルスを感染させたかのような、インターネット上の嘘の書き込みで、名誉を傷つけられたと主張し、投稿した26人に3300万円余りの賠償を求める訴えを起こした。

6月23日 滋賀県甲賀市の甲賀広域行政組合消防本部が新型コロナワクチン接種をしなかった職員を「接種拒否者」として廊下脇で勤務させ、扱いに耐えかねた職員が退職した問題で、他に接種を受けない意向を示した職員3人も退職していたことが判明した。

6月24日 岸田総理大臣は、6回目となる新型コロナワクチン接種を東京都庁の大規模接種会場で受けた。

6月30日 財務省は、自治体が大規模な会場で行っている新型コロナワクチンの集団接種にかかる費用が割高になっているとして、自治体に対してクリニックなどでの個別接種に切り替えるよう求めた。

2023年6月の質問

Q

長尾先生、町医者やめるって本当ですか？

長尾先生が先日のブログで、65歳を機に「クリニックを辞める」と重大発表されて驚きました。長尾先生がいるから、日本の在宅医療はここまで認知されてきたのだと、『ひとりも、死なせへん』を読んで感銘を受けていました。だからきっと先生は一生、80歳になっても、きっと在宅看取りをされる生涯現役のお医者さんなのだろうと思っていました。

先生がいなくなったら、日本の「在宅医療」の世界はどうなっちゃうの？

クリニックを辞められるということは、もうお看取りもしないということ？

高齢者か否かを「年齢で区切って決める」というのは、国が作ったモノサシでしかなく、国の政策と闘っている長尾先生らしくありません。先生はまだまだ高齢者ではないと思います。

長尾の回答

A

そんなことを言ってくれて嬉しいです。はい、僕はこの6月30日で満65歳になります。この日に長尾クリニックを定年退職いたします。この準備に3年費やしました。1年前に豊國剛大《とよくにたけひろ》先生に院長を引き受けていただき、僕は名誉院長になりましたが、これも辞めます。

つまり完全退職です。今年7月以降は豊國先生のリーダーシップのもと、「長尾クリニック」は「三和クリニック」と名前を変えて、若い力で引き続き、地域住民の外来診療と在宅医療を支えていただきます。だからただ長尾が居なくなるだけで、他は何も変わりませんよ。

職員や患者さんには「長尾は死んだと思ってください」と説明しています。

僕は極貧の家庭に生まれ、15歳から働いてきました。高校卒業後は社会人を経験した後、医学部に入りました。大学時代も仕送りゼロの苦学生として1日も休まずアルバイトに専念しました。そして医者になってからも病欠ゼロで、特に在宅医療において24時間365日、27年間働いてき

ました。つまりは半世紀、不眠不休で働き詰めの日々でした。普通の医者の10人分以上は働いてきたという自負があるので、肉体年齢はもう90歳くらいでしょうか。

僕の祖父は26歳で死去（自殺？　詳細不明）、父親は48歳で自殺という自死家系ため、自分自身も必ずや短命だろうなと思いながら生きてきました。でも、50歳まで生きてしまいました。だから50歳の誕生日に生前葬をしました。そして、まさかの60歳まで生きてしまったので、60歳の誕生日にもう一度生前葬をやり、みんなに笑われました。2回生前葬をやるなんてアホちゃう？と。でも本人はいたって大真面目。本気でした。

そのときに、「もしも65歳まで生きることがあれば、その日に定年退職しよう」と固く決意しました。このたびの退職はこの決意の実行です。退職後は、診療は行わず、後進の指導、教育や講演、刑務所の慰問、犯罪者の更生支援、公益財団法人・日本尊厳死協会副理事長職などのボランティア活動や音楽活動を楽しみながら、天寿を全うしたいと思っています。

今のところ70歳くらいで死ぬ予定です。つまり余命5年かな。でもヤブ医者なので、この予想は外れてほしいですが。もう在宅医療も外来診療もやりません。ワクチン後遺症患者さんは当院の後進の医師たちや宝塚の児玉慎一郎先生にお願いします。

以前から「医者のやめどき」について、何百回も講演してきました。やめどきを間違えると患者さんや職員に迷惑をかけます。惜しまれるうちに去るのが花。勇退が僕の生き方です。7月からは町医者改め、「フーテン医者」。これが僕の生き方です。

僕を支え、育ててくれたすべての患者さんへ。28年間、ありがとうございました。

あとがき　「真の独立国を目指して」

本書は、ひとりの町医者の新型コロナワクチン禍のリアルタイムの思考記録です。

２０２０年11月、パンデミックで闇に包まれた世界に一筋の光が差すかのように、「ワクチンができる」という情報が世界を駆け巡ってから、またたくまに接種が開始され国民の「努力義務」という奇妙な言葉が流布されて、僕が町医者を引退した２０２３年６月30日（僕の65歳の誕生日）までの記録です。毎週発行しているメルマガ「長尾和宏の痛くない死に方」で読者の方とやりとりしたＱ＆Ａを編集したものです。

引退から、ひとつの季節が経過した今（11月９日）、本書のゲラを読み終えての率直な感想を告白します。

・僕は、この3年間、すっかり騙されていました。甘すぎました。

・自分の中に〝ワクチン幻想〟があったからでしょう。勉強不足でした。すみません。

・新型コロナワクチンは百害あって一利なしで、即刻中止するしかありません。

・これは陰謀論ではなく、陰謀そのものです。

・数万人規模の死者。そしておそらく20〜30万人のワクチン関連死やワクチン後遺症の人がいるのに政治も行政も医学も被害の現実を正視せず、なかったことにしようとしています。

・つまり国家ぐるみのワクチン詐欺は現在進行形です。

この4ヵ月間、40年ぶりに少し時間ができたので、読書や勉強会やSNSによる意見交換に参加して、自分の思考を検証することができました。また、この春からニコニコ生放送「長尾チャンネル」を毎週月曜日に始め、さまざまな論客から多角的な情報を得ることができました。

日本には、皆さんの想像以上の大きな良くない力が働いています。やはり日本の政治は弱者を切り捨て、強い者だけが生き延びられる未来へと向かっています。たしかに高齢者が減れば医療・介護・年金のリスクが減り、財務省は大喜びです。若年者や子どもの生殖機能を低下させれば、人口はさらに減らせます。

こうした言説を聞けば、普通の人は陰謀論だと思われるでしょう。長尾が陰謀論に嵌ったと嗤う人は嗤ってください（そもそもそういう人はこの本を最後まで読んではいないでしょうが）。僕自身も、「まさか、そこまで酷いことはしないだろう」とずっと疑っていました。でも、甘かったのです。明らかに意図的に人口削減が行われています。

しかし厳しい情報統制の結果、「一億総洗脳状態」にあるため、人々の考えは変わりません。意地になって僕を批判する人もいます。あるいは薄々気がついた一部の専門家は、そっと逃げるか言い訳に必死です。しかし1％くらいの日本人は気がついています。

ここで、2023年11月時点の僕の結論を並べてみます。

1　この3年間、見事なショックドクトリンで僕自身も見事に踊らされていました。

2　2009年の新型インフル騒動あたりから始まったプランデミックの一環です。

3　新型コロナウイルスは、少なくともオミクロン株は人工的産物、つまりは生物兵器です。

4　新型コロナワクチンで亡くなる人は、1週間以内のグループと、1～3ヵ月後の亜急性期グループと、数ヵ月～数年後に起きる遅発性グループがあります。接種まもなく亡くなるのは血栓症。その後の死は免疫力低下や神経難病、そしてがん免疫低下による「ターボ癌」などがあります。

5　健康被害の頻度は、被害の程度によりますが100人に1人くらいでしょうか。そう多いわけではないので気がつきにくいのです。我が身や周囲に起きて初めて気がつく人もいれば、それでもまったく気がつかない人もいます。

6　HPVワクチンも新型コロナワクチンと同様に不要です。薬害の構図として同じです。ちなみにインフルエンザワクチンも帯状疱疹ワクチンも不要です。

7　政権幹部はおそらく実情を知っています。しかし野党すら反論をしません。強い外圧が働いているからです。

8　ＷＨＯは、パンデミック条約とＩＨＲ改訂を行おうとしています。２０２４年５月以降、次のパンデミックにおいてはワクチンの強制接種が始まります。だから早くＷＨＯを脱退して、２０２２年に結成されたＷＣＨに加入すべきです。

正直、本書を世に出すかどうか迷いました。

しかしこのコロナ禍に出版した『ひとりも、死なせへん』の2冊と同様に、ひとりの町医者がリアルタイムにどう考えて行動したかが記録として大切だと思います。恥を忍んで自分の思考過程を後世に残すことは意味があると愚考しました。

読者によって反応が異なるのは当然でしょう。それぞれになんらかの「学び」があれば幸いです。

おかしな事態の土台は、日本が78年前から現在までアメリカの植民地であることに尽きます。6回目、7回目のワクチンなど世界中のどこの国ももう打っていません。

日本は完全に実験場になっています。円安&増税でGDPも低下し、まさに一人負けの状態です。このままではこの国は衰退の一途です。それを脱するには、コロナ茶番に気がついた国民が増えて、「真の独立国」を目指す以外に道はありません。

大変残念ですが、永田町や霞が関に期待しても無理でしょう。しかし本書が「日本が真の独立国にならないといけない」、「これ以上騙されてはいけない」という気持ちを高めてくれるなら、著者としてこれ以上の喜びはありません。それが、本書を緊急出版する一番の理由です。

2023年11月　まだ暖かい秋の日に　　長尾和宏

長尾和宏（ながお かずひろ）

1958年、香川県生まれ。1984年、東京医科大学卒業。医師・医学博士。公益財団法人日本尊厳死協会副理事長としてリビングウイルの啓発を行う。映画『痛くない死に方』『けったいな町医者』をはじめ出版や配信などさまざまなメディアで長年の町医者経験を活かした医療情報を発信する傍ら、ときどき音楽ライブも。

まぐまぐ!
「痛くない死に方」

ニコニコ生放送
「長尾チャンネル」

政治とワクチン

〜いつまで騙されるのか？〜

2023年12月25日　初版第一刷発行
2024年 2 月20日　初版第三刷発行

著者　長尾和宏

アドバイザー　原久仁子
編集　黒澤麻子　小宮亜里
営業　石川達也

発行者　小川洋一郎
発行所　株式会社ブックマン社
〒101-0065　千代田区西神田3-3-5
TEL 03-3237-7777　FAX 03-5226-9599
https://www.bookman.co.jp

ISBN　978-4-89308-967-0
印刷・製本　図書印刷株式会社